AF299104

DES

RÉTENTIONS D'URINE,

ET DISSERTATION

SUR

LES BOUGIES OEDALIQUES;

Par P. J. LIOULT,

Docteur en Chirurgie de l'École de Médecine de Paris ; Ex-Chirurgien en chef de plusieurs Hôpitaux Militaires de Vénériens ; Chirurgien breveté et pensionné du Gouvernement ; Ex-Professeur de maladies vénériennes ; Membre de plusieurs Sociétés savantes.

TROISIÈME ÉDITION,

Revue et considérablement augmentée.

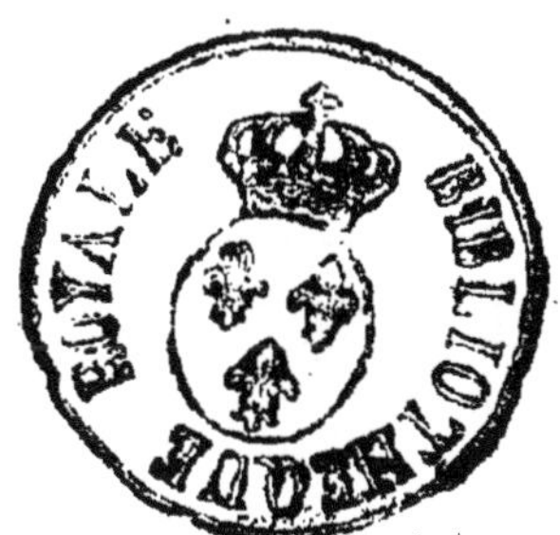

—— ✳ ——

A PARIS,

Chez
{
L'AUTEUR, rue de l'Échelle, n° 13.
GREVOT, rue de l'École-de-Médecine, n° 3.
CHANSON, Imprimeur-Libraire, rue des Grands-Augustins, n° 10.
}

1824.

Cet ouvrage doit être revêtu de la signature de l'Auteur.

IMPRIMERIE DE J.-L. CHANSON,
RUE DES GRANDS-AUGUSTINS, N° 10.

DES RÉTENTIONS D'URINE

EN GÉNÉRAL,

QUI ONT LEUR SIÉGE DANS LE CANAL DE L'URÈTHRE.

CHAPITRE Ier.

L'ON entend par rétention d'urine cette maladie où le cours de ce fluide est arrêté ou suspendu, n'importe par quelles causes et quelque soit le point occupé par *l'obstacle* dans les longs et nombreux canaux que l'urine est obligée de parcourir pour arriver des reims, où elle est secrétée, au méat urinaire qui la transmet au dehors. D'après cela, il est facile de s'imaginer de combien d'espèces sont les obstacles qui peuvent en arrêter le cours, et dans quels points de ces canaux ces obstacles peuvent avoir leur siége.

Si nous avions pour but de publier un traité complet des maladies des voies urinaires, nous examinerions ces maladies sous ses divers rapports, et nous parlerions d'une maladie tout-à-fait opposée à celle qui nous occupe, quoique se montrant bien plus rarement; nous voulons dire celle que l'on désigne sous le nom d'*incontinence d'urine* ; dans cette maladie les urines coulent malgré les efforts du malade pour les retenir, et d'autres fois sans qu'il s'en aperçoive.

Notre intention n'étant, pour le moment, que de nous occuper des rétentions habituelles, nous renvoyons nos lecteurs à l'excellent traité des maladies des voies urinaires, publié à Paris en l'an VII, par Xavier Bichat, d'après le Journal de Chirurgie de son célèbre maître P. J. Desault, chirurgien en chef de l'Hôtel-Dieu de Paris.

Nous engagerons même les jeunes praticiens qui désirent se vouer au traitement de ces maladies à se le procurer et à le méditer.

Les causes qui produisent le plus souvent les rétentions habituelles d'urine sont, à très-peu d'exceptions près, le gonflement variqueux du bulbe de l'urèthre et des membranes d'un tissu caverneux qui entre dans la composition de son canal; l'on en rencontre quelques-unes produites par des brides et cicatrices

(3)

que les gonorrhées violentes laissent à leur
suite , et par l'engorgement de la prostate ,
glande située au-dessous et près du col de la
vessie; enfin la vieillesse peut encore être la
cause de ces maladies.

Les maladies des voies urinaires, et surtout
les rétentions d'urine , étaient très - rares
avant l'importation de la syphilis en Europe ;
c'est pourquoi les anciens n'en ont parlé que
très-peu , et dans quelques fragmens isolés ;
ils n'ont cité que quelques faits épars, et quelques remèdes indiqués par eux; voilà tout ce
qu'ils nous ont laissé sur ces maladies.

Mais l'occasion de les voir leur manquait,
et ce n'est que depuis l'époque que nous
venons d'indiquer , qu'elles se multiplièrent
beaucoup, et que les praticiens, après s'être
livrés au traitement de la syphilis , s'occu-
pèrent enfin de ses suites.

Un grand nombre d'ouvrages sur la gonorrhée, et sur les diverses méthodes de la traiter , furent publiés ; mais presque tous ne
parlaient que de la maladie actuellement existante et non de ses suites , les retrécissemens
du canal de l'urèthre. Cependant ces maladies devinrent si fréquentes et accompagnées

d'accidens si graves , que l'on fut bien forcé d'en étudier les accidens et la marche, et de chercher les moyens d'y remédier.

La chirurgie française, vers la fin du dernier siècle, protégée par *Louis XV*, exercée par des hommes du premier mérite, était dans toute sa splendeur. A peine affranchie des entraves dont on l'avait entourée jusqu'alors , elle témoigna sa reconnaissance en s'occupant d'un fléau qui enlevait un grand nombre de malades après leur avoir fait éprouver les plus vives douleurs.

C'est vers ce temps que les rétentions d'urine , qui jusque-là semblaient être restées dans le domaine du charlatanisme, excitèrent le zèle et les lumières des savans. Des recherches multipliées furent faites par les hommes instruits de l'Italie , de l'Angleterre et de la France, tant sur la vraie cause des rétentions habituelles d'urine , que sur les moyens d'y remédier. Aux nombreuses recettes de méches et bougies emplastiques , aux applications extérieurs d'emplâtres et de cataplasmes , succédèrent les bougies de *Daran* ; l'on fut bientôt convaincu que les bons effets qu'elles produisaient quelquefois , étaient dus, non pas aux

substances caustiques qui entraient dans leur
composition , mais bien à la dilatation du canal de l'urèthre, à la manière des coins. Dès-
lors on reconnut que la dilatation du canal
et l'écoulement de l'urine par une algalie ou
sonde restée en place, étaient les deux objets
essentiels qu'il fallait obtenir pour leur traitement : c'était, à n'en pas douter, un très-
grand pas de fait vers la perfection , que d'a-
voir ainsi établi la marche à suivre dans le
traitement de ces maladies.

Les sondes d'argent furent d'abord mises en
usage, mais leur roideur, leur poids et la gêne
qu'elles font supporter aux malades , la très-
grande difficulté qu'on éprouvait à les introduire, et le danger si grand d'opérer une fausse
route si l'on voulait employer un certain degré de force pour les faire avancer dans l'intérieur du canal. Tous ces inconvénients rendaient cette ressource très-difficile et faisaient
désirer à la chirurgie un moyen aussi sûr
et bien moins dangereux pour arriver aux
mêmes résultats.

Les bougies et les sondes en gomme élastique furent découvertes ; dès ce moment, les
gens de l'art purent espérer d'atteindre ce

que jusqu'alors ils n'avaient fait qu'entrevoir. Ces bougies et ces sondes sont souples, flexibles et légères ; elles sont propres à *suivre* toutes les courbures et les sinuosités du canal de l'urètre. Par leur confection, elles sont légères et non cassantes, pourvues d'un certain degré de roideur, suffisante pour résister aux efforts qu'on fait pour les introduire et leur faire parcourir le canal ; mais cette roideur n'est pas portée au même degré que dans les sondes d'argent ; elles ne peuvent pas percer les parois du canal, et par conséquent faire de fausses routes.

Les grands avantages que présente l'usage de ces bougies et de ces sondes firent abandonner tous les autres moyens, excepté les sondes d'argent dont MM. Desault et Pelletan avaient acquis une telle habitude de se servir, qu'ils parvenaient presque constamment et sans danger à les faire pénétrer jusque dans la vessie.

Comme il n'est pas facile de trouver souvent des mains aussi habiles et aussi exercées que celles de ces célèbres professeurs, c'est peut-être la raison pour laquelle l'on fait peu d'usage des sondes d'argent, et qu'on leur préfère celles en gomme élastique qui, à très-peu de chose près, réunissent tous les avantages des premières, et sont exemptes de beaucoup de leurs inconvéniens.

L'usage suivi de ces bougies, et observé avec attention par les bons praticiens, les a mis à portée de constater d'une manière précise que les meilleurs moyens de guérir les rétentions habituelles d'urine, étaient la compression, aidée d'une légère inflammation. Ils ont vu que les bougies en gomme élastique, en agissant à la manière des coins, écartaient les parois intérieures du canal de l'urèthre l'une de l'autre, en opérant une compression de dedans en dehors, et que la présence de ces corps étrangers y déterminaient une légère inflammation, qu'en agissant avec précaution, ils parvenaient à chaque introduction d'une bougie très-fine à la faire pénétrer un peu plus avant dans l'intérieur du canal, et qu'enfin, ils arrivaient jusque dans la vessie.

Qu'aussitôt qu'ils avaient obtenu ce résultat, ils abandonnaient les bougies très-fines, pour en employer d'un peu plus grosses; qu'ils parvenaient par degrés à porter à une telle grosseur, qu'elles remplissaient toute la capacité du méat urinaire, et qu'elles avaient de trois à quatre lignes de diamètre, qui est le *maximum* de son étendue ; qu'alors le jet de l'urine reprenait son volume et sa vitesse ordinaire, ce qui faisait penser que le malade était guéri.

L'on nous objectera peut-être que cette manière de traiter est extrêmement longue, qu'elle est très-assujétissante surtout pour les malades qui ne veulent ou ne peuvent pas s'introduire les bougies eux - mêmes ; mais que l'on veuille bien ne pas oublier que les moyens adoptés dans cette méthode, conduisent à une guérison certaine, qu'ils sont sans aucun danger pour le malade, et que l'on ne lui fait éprouver que très - peu de douleurs.

Si l'on rapproche maintenant les traitemens employés avant la découverte des bougies et des sondes de gomme élastique, des méthodes adoptées aujourd'hui par tous les grands praticiens, l'on ne sera plus étonné des grands progrès que l'art a fait dans cette partie ; et la découverte de nos bougies œdaliques, en perfectionnant et en simplifiant

l'usage des bougies en gomme élastique, ainsi
que nous le démontrerons dans la suite de cet
ouvrage, fait faire encore un grand pas vers
la perfection des traitemens des rétentions
habituelles d'urine.

CHAPITRE II.

De la rétention d'urine, suite des gonorrhées négligées ou mal traitées.

Les maladies de l'urèthre, qui font l'objet spécial dont nous voulons maintenant parler, sont les rétentions habituelles d'urine qui, produites le plus souvent par des gonorrhées syphilitiques négligées ou mal traitées, ne sont pas nécessairement la preuve de l'existence du virus syphilitique ni même une suite immédiate de ce virus; car le plus souvent elles ne se montrent que bien long-temps après la guérison complète de la maladie à laquelle elles doivent leur naissance. Nous n'avons pas voulu ranger parmi les causes productives de cette maladie les carnosités que les anciens auteurs ont dit avoir rencontrées dans l'intérieur de l'urèthre, et contre lesquelles ils ont imaginé des moyens très-ingénieux, mais aussi très - dangereux, et d'une application très-difficile pour les brûler

et détruire, parce que nous sommes certains
que ces excroissances charnues n'ont jamais
existé. Nous nous en sommes déjà expliqués
dans les deux premières éditions de cette
brochure (1), et dans les deux éditions de
notre Traité complet de la Gonorrhée syphilitique (2). Nous persistons d'autant plus dans
notre opinion, qu'elle est étayée par deux
célèbres praticiens, MM. Desault et Bichat,
qui, pour éclaircir les doutes qu'ils avaient
eux-mêmes sur l'existence des carnosités, les
ont cherchées dans un grand nombre d'hommes morts à la suite des maladies dont on
supposait qu'elles étaient ou devaient être la
suite. Pendant notre séjour à l'Hôpital de
Bicêtre, en qualité d'élève en chirurgie, et où
l'on traitait les maladies syphilitiques, avant
l'établissement de l'Hospice du Midi, où on les
traite aujourd'hui, et plus tard, lorsque l'on
nous confia la direction, comme chirurgien
en chef des hôpitaux militaires de vénériens,

---

(1) Publiée en 1808 et réimprimée en 1810.

(2) La première publiée à Paris en 1802, et la
deuxième en 1803

tant à l'armée du Rhin que dans la division militaire de Paris, nous avons ouvert et fait ouvrir un très-grand nombre de cadavres qui, par la nature des maladies dont ils étaient morts, nous faisaient espérer de rencontrer ces carnosités, et nous n'avons jamais été à même d'en voir un seul exemple.

Pour revenir maintenant à l'objet de ce chapitre, nous observerons que, lorsqu'on a eu plusieurs gonorrhées opiniâtres, ou même une seule, mais longue ou traitée d'une manière peu convenable, il arrive que l'on se trouve, plus ou moins de temps après, attaqué d'une difficulté d'uriner habituelle ; alors l'urine, au lieu de couler à plein canal, ne sort que par un filet plus ou moins gros, qui se partage souvent en deux. Plus tard, l'urine, toujours réduite à l'impossibilité de jaillir comme à l'ordinaire, sort, non seulement avec beaucoup de difficulté, mais goutte à goutte, malgré tous les efforts faits par le malade. Un caractère encore particulier à cette maladie, lorsqu'elle est déjà ancienne, c'est de mettre le malade dans l'impossibilité de retenir long-temps son urine, ce qui dépend de l'irritation qui, affectant alors vivement le col de la vessie, provoque par là, à chaque instant, l'envie d'uriner.

Ces divers accidens qui sont, à proprement parler, les signes indicatifs de ce que nous avons appelé *rétention d'urine produite par le rétrécissement du canal de l'urèthre,* sont supportables, tant que l'on ne commet pas d'imprudences capables de les porter à ce dernier point de gravité. L'usage immodéré du vin, celui sur-tout des femmes ; les exercices violens, les alimens chauds, les passions violentes, tous ces moyens sont propres à les augmenter ; le périnée alors s'échauffe, devient douloureux et dur ; et la strangurie, d'imparfaite qu'elle était, prend tout le caractère et le danger de cette maladie. Alors c'est en vain que le malade essaie d'uriner ; un peu de matière muqueuse, pituiteuse et purulente, voilà tout ce qu'après beaucoup d'efforts, il peut parvenir à rendre. La fièvre s'allume : la vessie, trop pleine et rendue par-là très – sensible, devient douloureuse , et menacée d'une inflammation prochaine : si le malade n'est pas promptement secouru, il lui survient des vomissemens dont les matières ont une odeur urineuse. La violence et la durée du mal, sont

basées sur le degré de la cause à laquelle
l'existence en est due ; le tempérament du
malade, les lésions plus ou moins inquié-
tantes de la vessie, de l'urèthre et des parties
voisines ; la nature des remèdes, et le succès
plus ou moins grand dont ils se trouvent suivis : telles sont, en général, les circonstances
qui peuvent les diminuer, ou quelquefois
aussi les accroître. Enfin, lorsque par un traitement bien dirigé, ou par les efforts de la nature, l'inflammation et l'irritation diminuent,
l'urine recommence à couler par petites gouttes interrompues, lesquelles devenant ensuite
plus grosses, plus fréquentes, forment un
petit filet continu. Les parties n'étant plus
alors tendues, et la résolution s'avançant, il
coule quelquefois goutte à goutte, pendant
un ou deux jours, une matière muqueuse,
pituiteuse, purulente ou sanieuse. Si, avec la
sonde, l'on examine soigneusement le canal
de l'urèthre, dans le temps même où l'urine
paraît sortir avec le moins de difficulté, on se
convaincra que nul obstacle, d'ordinaire,
n'arrête la sonde ailleurs que dans l'endroit
que communément on désigne sous le nom
de *bulbe de l'urèthre.*

La difficulté que la sonde ou la bougie, arrivée en cet endroit, rencontre alors, est souvent insurmontable, sur-tout, si l'une ou l'autre est grosse par le bout introduit. On peut conclure de-là, que toutes les fois que la strangurie peut être considérée comme suite d'une gonorrhée syphilitique, c'est là que réside le principe qui la produit. Il ne fait d'abord que rétrécir le canal ; ensuite par la progression de l'embarras primitif, il est possible qu'il le ferme complétement.

Quant aux causes véritablement originaires de l'embarras, elles peuvent être très-différentes les unes des autres ; du moins l'inspection des cadavres des personnes attaquées de cette espèce de rétention, à l'instant de leur décès, et les différens symptômes dont ordinairement elle est accompagnée, tout concourt à le démontrer. Elle peut être produite, d'abord, par les petits ulcères calleux occupant les conduits excréteurs des diverses glandes qui se rencontrent dans ces parties. Il est possible aussi qu'elle soit due aux brides ou aux cicatrices dures et calleuses que les ulcères laissent dans l'urèthre après la guérison. Enfin, le *veru-montanum* qui, trèsgonflé , cause dans l'urèthre une tumeur contre nature, peut encore la produire. Mais le principe le plus ordinaire des rétentions d'urine habituelles, est le gonflement variqueux, soit du bulbe de l'urèthre, soit d'une portion plus ou moins grande des membranes qui entrent dans la composition du canal même.

Nous avons déjà eu occasion d'observer, dans notre Traité complet de la Gonorrhée, que l'une des suites les plus communes du flux de la gonorrhée, est de produire des ulcères en différens endroits de l'urèthre, surtout aux extrêmités des canaux excréteurs des glandes qui fournissent l'humeur lubrifiante. Si donc il arrive que la gonorrhée soit négligée, ou qu'elle soit traitée d'une manière trop peu conforme aux véritables règles de l'art, alors il est rare de voir ces ulcères venir à une parfaite guérison, principalement ceux qui attaquent l'orifice de ces canaux, ou qui en sont proches, parce qu'ils sont continuellement irrités, et, de plus, entretenus par l'humeur, devenue âcre, qui en découle. De légers et de superficiels qu'ils étaient d'abord, il faudra qu'à la longue ils deviennent profonds et fistuleux; et si, outre cela, par l'usage des femmes, par des excès dans le régime, ou enfin par quelque cause que ce soit, on les irrite de manière à en augmenter le gonflement, ils seront et deviendront ainsi par là, eux - mêmes, un obstacle plus ou moins grand au passage des urines.

En raisonnant maintenant dans une autre supposition, celle de la guérison de ces ulcères, qui, quoique très - difficile, n'est cependant pas impossible; il est, dans ce cas-là même, encore à craindre qu'ils ne laissent, après eux, des cicatrices excessivement dures, et que l'endroit de la membrane interne de l'urèthre qui y a servi de siége, ne se trouve rétréci. Il pourra en résulter, sur-tout si les ulcères étaient profonds, et que les cicatrices qui y survivent soient dures et calleuses, une difficulté d'uriner plus ou moins grande.

Pour se convaincre de la vérité de ce qui vient d'être avancé, il suffit de se rappeler les effets attachés à ces violentes salivations qu'amènent à leur suite l'usage des frictions mercurielles, ou celui du sublimé corrosif, mal administrés; l'on voit souvent survenir à la bouche, à l'embouchure même des canaux, des glandes salivaires, des ulcères profonds, lesquels pénètrent quelquefois jusqu'aux tendons des muscles voisins. Telle est l'étendue et la force des cicatrices qui en résultent ; ou , si l'on veut, le genre d'obstacle apporté par celles-ci, au mouvement de la bouche, que le malade est réduit , pour ainsi dire , à l'impossibilité de l'ouvrir ; accident que l'on désigne sous le nom de *malade bridé*.

La proposition ci-dessus avancée , que , chez les hommes qui ont eu plusieurs gonorrhées , la cause la plus ordinaire des rétentions , est le gonflement variqueux du bulbe de l'urèthre, ou d'une portion plus ou moins grande des membranes qui entrent dans la composition du canal , est d'une vérité qui ne semble pas contestable. L'anatomie, en effet, et la physiologie nous démontrent qu'il existe au bulbe , et dans les parois du canal , un tissu cellulaire très-solide et très-élastique , que l'on appelle *tissu caverneux*. Ce tissu a tiré son nom de la ressemblance qu'il a avec la substance dont se composent les corps caverneux de la verge. Comme ces derniers , il se remplit de sang pendant l'érection ; mais ,

moins solide et moins élastique que celui des
corps caverneux, il ne peut pas résister autant à l'action du sang qui, au moment de
l'érection, y afflue, et le distend très-forte-
ment. Il en résulte que, lorsque les effets de
l'érection ont cessé, il presse par son ressort
sur le sang, pour le forcer de rentrer dans le
torrent de la circulation ; il n'égale pas, dans
cette fonction, les corps caverneux en énergie
et en force. Si donc les érections sont souvent répétées, comme chez les hommes qui
ont fait, pendant long-temps, des excès avec
les femmes, ou qui ont l'affreuse manie de
la masturbation ; ceux dont l'âge a fortement
affaibli l'élasticité de toutes les parties du
corps, ou chez qui de fréquentes gonorrhées
en ont diminué le ressort, il est visible que,
perdant alors, par là, peu-à-peu son élasticité,
et avec celle-ci, la faculté de revenir totalement sur lui-même, il restera dans un état
de gonflement qui, obstruant plus ou moins
le canal, occasionnera une rétention, d'abord
peu sensible, mais qui, augmentant progressivement, parviendra enfin à intercepter
complètement le cours des urines.

D'ordinaire, cette maladie subsiste plu-

2*

sieurs années avant d'arriver à ce dernier
période ; c'est là une remarque que l'expérience n'a jamais manqué de confirmer. Mais,
si le malade se livre à des excès, elle peut y
arriver en bien moins de temps.

. La théorie qui vient d'être présentée, n'est
point une combinaison dans laquelle on doive
voir cette manie, si à la mode, il est vrai,
aujourd'hui, de réformer et de contredire ;
car l'expérience a démontré aux personnes
attaquées de cette maladie, que toujours après
avoir vu des femmes, la difficulté d'uriner
augmentait beaucoup, et que, souvent même,
elle était portée au point de produire une
rétention complète d'urine. D'ailleurs, M. Pelletan père a lui-même développé cette opinion
dans ses cours publics de chirurgie, faits à
l'ancienne École de Chirurgie de Paris, et
dans les cours particuliers qr'il faisait chez
lui ; et nous nous rappelons qu'il l'a fait avec
des caractères d'évidence si frappans et si
marqués, que la mauvaise foi, ou, pour le
moins, une prévention portée trop loin,
semblaient être les deux seules puissances capables d'y résister. Il en a été ainsi, encore,
d'une autre opinion de ce célèbre professeur,

sur l'ossification du périoste dans la formation
du cal , que nous avons eu aussi occasion
de développer, le 27 février 1803 , dans la
thèse que nous avons soutenue à l'École de
médecine de Paris , pour notre admission au
doctorat. Il faut que le sentiment émis par ce
grand maître, sur ce nouveau sujet , soit
encore d'une grande solidité, puisque des
professeurs et des praticiens très-célèbres ,
qui, pendant long-temps , ont cru voir la
vérité dans le système contraire , ont enfin
adopté notre opinion ; du moins plusieurs
d'entre eux, qui nous avaient conseillé de ne
point présenter cette thèse , parce qu'elle
éprouverait trop de contradiction, nous ont-
ils déclaré depuis, que non seulement ils
croyaient à l'ossification du périoste, mais que
c'était maintenant l'opinion généralement ad-
mise par l'école.

CHAPITRE III.

Des symptômes de la rétention habituelle d'urine, complète ou incomplète.

————

DE l'exposé que l'on vient de parcourir, aux diverses raisons propres à expliquer, ou si l'on veut, à motiver les symptômes dont les rétentions habituelles d'urine sont accompagnées, le passage est naturel, même en quelque sorte, facile. L'urèthre étant, en effet, rétréci ou comprimé par le gonflement variqueux du bulbe, ou d'une des membranes qui en composent le canal, l'urine ne peut plus sortir aussi vîte qu'à l'ordinaire, ni jaillir aussi loin ; bientôt elle n'offre plus à sa sortie qu'un filet tantôt plus, tantôt moins gros, selon le degré de rétrécissement du conduit ; et il semble inutile d'observer que la même cause influe, dans une raison proportionnelle, sur l'éjaculation de la semence.

Plus les obstacles opposés au passage de l'urine seront grands, plus il sera nécessaire

que la vessie se contracte vivement pour les
vaincre. Ainsi, la possibilité d'uriner, même
d'une manière imparfaite, on ne la devra
qu'à des efforts capables de triompher plus
ou moins de l'embarras qui empêche le canal
d'être libre; et cette dernière remarque, loin
d'être restreinte au cours des urines, s'ap-
plique encore d'une manière réciproque à
l'éjaculation de la semence.

L'urine, après avoir, et non sans peine,
franchi le bulbe, siége ordinaire de la difficulté, coulera dans le reste du canal avec
d'autant plus de lenteur, que le degré de rétrécissement sera porté plus loin. Un axiôme
en effet, connu en physique, c'est qu'un
liquide, en passant d'un canal étroit dans un
plus large, ne manque jamais d'avoir, même
en ce dernier, un cours dont la faiblesse est
proportionnée au resserrement de la première des deux voies. Et comme cette vérité
est incontestable, il en résultera que l'urine,
après avoir parcouru le canal, ne jaillira pas,
en forme d'arc, mais se réduira à une sortie
dont l'effet, mort pour ainsi dire, sera à peine
perceptible.

A l'instant où l'urine est arrêtée, ou du

moins embarrassée dans son cours par un obstacle quelconque, elle doit se partager en deux filets, forcés, il est vrai, de se réunir, tant qu'ils sont contenus dans l'intérieur du canal ; mais en gardant pourtant, dès lors, tellement leur détermination respective, qu'à l'instant de la sortie, le jet de l'urine sera plus ou moins divisé.

Plus l'urine trouvera de résistance, plus la force avec 'aquelle elle heurtera contre l'obstacle, sera grande. Mais il en résultera, pour le point de l'urèthre où cette violence se fera ressentir, un affaiblissement proportionnel, surtout, si se trouvant enflammé ou ulcéré, il doit à l'une ou à l'autre de ces deux raisons, un caractère excessif de sensibilité. Alors la douleur que l'urine y occasionnera, sera de son côté d'autant plus grande, que la voie offerte à son passage y sera plus petite ; et les mêmes causes produiront encore sur l'éjaculation de la semence, les mêmes effets.

Si l'ardeur d'urine est portée fort loin, il en résultera une forte contraction de l'urèthre. Ce resserrement que l'on pourra, pour un moment, faire cesser, on le verra bientôt après se reproduire, ainsi que nous l'avons déjà observé en parlant des troisième et quatrième espèces de gonorrhée (1). C'est là aussi ce qui fait que l'urine a alors, une irrégularité de cours assez analogue à celle qui se remarque dans la gonorrhée elle-même.

La sensibilité du bulbe de l'urèthre produite par l'état de phlogose où il se trouve, augmente la douleur que le malade éprouve en urinant. Il ne se décide qu'avec la plus grande peine à satisfaire ce besoin : l'urine s'accumule dans la vessie, par son long séjour dans ce viscère ; elle se détériore, et devient irritante ; d'un autre côté, la distention extraordinaire de cet organe explique bien pourquoi les malades éprouvent ces envies violentes et très-fréquentes d'uriner.

La cause la plus ordinaire des rétentions habituelles d'urine, étant, ainsi que nous l'avons dit, le gonflement variqueux du canal de l'urèthre, soit du bulbe, soit du reste de son étendue (gonflement que les anciens médecins prenaient pour des excroissances ou

____

(1) Voyez notre Traité de la Gonorrhée.

carnosités qui, nous le répétons, n'ont jamais existé), il ne peut provenir des organes ainsi affectés, aucune espèce d'écoulement; tout ce qui, en pareil cas, sortira de l'urèthre, sé réduira à de l'urine, ou tout au plus, à un peu de mucosité.; mais si le rétrécissement de l'urèthre était dû à de petits ulcères qui flueraient, ou au *veru-montanum* gonflé et ulcéré, on verrait alors sortir, avant l'urine, soit du pus, soit de la sanie, dont la couleur, l'odeur, la consistance, la quantité et la qualité n'ont rien de déterminé.

- De pareils accidens ne pourront que s'aggraver encore, si les obstacles qui se rencontrent dans l'urèthre, s'enflamment et se tuméfient, puisque ces deux derniers accidens peuvent être suivis d'un troisième qui serait la rétention complète d'urine. Les causes qui peuvent faire arriver le mal à ce degré de gravité, sont l'intempérance du malade; l'usage des sondes ou bougies irritantes; surtout l'usage des femmes, de la masturbation, et en général, les passions violentes. La rétention, en pareil cas, sera donc aussi absolue qu'elle puisse l'être; et tant que ce qui en est le principe, existera, elle ne changera pas de caractère. Le périnée alors sera chaud, douloureux, gonflé ; les envies continuelles d'uriner auront beau tourmenter le malade, il ne rendra encore, avec beaucoup d'efforts, qu'un peu de mucosité, ou de pus qui viendra des parties enflammées ou suppurées. Sa position, indiquant cette réunion de symptômes qui sont comme le *nec plus ultrà* de la rétention d'urine, exigera des secours prompts et bien administrés.

Lorsqu'en recourant, en temps convenable, aux moyens curatifs que nous indiquerons, on sera parvenu à diminuer la violence des accidens ; et que les obstacles qui avaient tout-à-fait obstrué le passage, seront par l'effet des mesures mises en usage, plus ou moins atténués, une suite nécessaire de l'amélioration survenue, sera le rétablissement, lent sans doute, mais néanmoins progressif, du cours des urines. Il sortira même avec celles-ci quelques gouttes de mucosité, si les obstacles ne sont pas inflammatoires ; et quelques gouttes de pus ou de sanie, s'ils ont été assez violens pour avoir dû se terminer par la suppuration.

A l'égard des femmes, il est presqu'impossible que les mêmes causes leur occasionnent
des rétentions d'urine. La raison en est
d'abord, parce qu'elles ont le canal de l'urèthre plus court et plus large que les hommes ;
ensuite, parce que le tissu caverneux du
bulbe et des parois de l'urèthre n'existant
pour ainsi dire pas chez elles, il en doit résulter beaucoup moins de compression et
de resserrement du canal ; surtout si l'on
considère que les réservoirs des humeurs
qui lubrifient le vagin (siége ordinaire des
gonorrhées chez elles), est trop éloigné de
l'urèthre, pour que, dans les cas où elles
seraient attaquées de ce genre d'écoulement,
celui-ci soit exposé à en recevoir des lésions.
C'est là aussi ce qui fait que les femmes affectées de la maladie gonorrhoïque, non seulement ne souffrent pas en urinant, mais encore doivent, à l'absence de toute sensation
douloureuse, la possibilité de garder le mal,
un certain temps, sans se douter qu'elles
l'ont. Il y a des auteurs qui, ne se contentant
pas d'estimer possibles, à l'égard des personnes même du sexe, les rétentions d'urine
produites par le rétrécissement du canal de

l'urèthre , citent encore , à l'appui de leur opinion , beaucoup de faits. Pour nous, qui avons pourtant aussi été à portée de juger de l'état d'un grand nombre de femmes affectées de la syphilis , tant à l'hôpital de Bicêtre , que dans notre pratique de chaque jour , nous déclarons n'en avoir encore vu qu'un seul exemple , dont nous avons fait part à l'un de nos anciens collègues , lequel nous a dit n'en avoir jamais rencontré, quoique depuis 20 ans il n'eût pas cessé de voir et de traiter le grand nombre de femmes qui étaient admises à un hôpital de vénériens , comme elles le sont encore aujourd'hui à l'Hospice des Capucins.

En examinant bien, maintenant, les détails qui viennent d'être présentés, il n'est plus difficile de reconnaître la rétention habituelle d'urine. Il en sera de même aussi de la cause antécédente, dont l'aveu du malade, sur ses habitudes avec les femmes, sur la masturbation , sur son âge, et enfin sur le nombre et l'espèce de gonorrhées qu'il aura eues , pourra aisément instruire. Pour ce qui est de l'état actuel de la maladie, on pourra en juger par l'inspection attentive du mal, ainsi que par celle des accidens qui l'ont précédée et de ceux qui l'accompagnent.

Ainsi, l'on présumera qu'une gonorrhée encore existante, est la cause de la rétention, toutes les fois que celle-ci sera accompagnée d'un écoulement abondant que l'on remarquera, d'ailleurs, être de mauvaise nature.

Si l'on voit sortir, à la suite de l'urine, un peu ou même beaucoup de matière purulente (signe qui, d'ordinaire, indique un obstacle en état de suppuration), on en conclura que la rétention sera causée par des ulcères qui ont leur siége, ou dans le canal de l'urèthre, ou dans des glandes voisines, dont les canaux excréteurs aboutissent au canal de l'urèthre même.

Au contraire, lorsqu'à la suite de l'urine l'on ne voit rien couler, ou que cela se réduit à un peu de mucosité, l'on en pourra inférer que l'obstacle n'est pas du genre imflammatoire ni de ceux qui suppurent; et, qu'ainsi, il a pour cause le gonflement variqueux du bulbe de l'urèthre, ou d'une portion plus ou moins grande de son canal.

Il est possible encore que, par l'usage de la sonde ou de la bougie, on distingue la nature de l'obstacle qui obstrue le passage; et pour cela, il peut quelquefois suffire, après

avoir retiré celle - ci , d'examiner attentive-
ment l'humeur restée attachée au bout introduit. On s'assurera du moins , par la sonde ,
du nombre, de la situation èt du volume des
obstacles, de leurs distances respectives ; en
un mot, du degré d'étranglement que leur
présence produit dans l'urèthre; ce qui peut
beaucoup servir à en déterminer, non seulement le prognostic, mais même le traitement.

Les rétentions d'urine habituelles , très-
longues ordinairement à se développer, ont
été , dans tous les temps, jugées incurables.
Peu de maladies ont excité autant de recherches, et fait hasarder l'emploi d'autant de remèdes; mais tous ces remèdes, toutes ces recherches n'ont servi qu'à prouver combien ,
pour réussir d'une manière quelquefois très-
incomplète, la difficulté était encore grande.
Il semble inutile d'observer que la cure est
difficile , en raison du degré de rétrécissement que les obstacles apportent au canal.
Cependant la rétention qui a pour cause des
ulcères , est plus fâcheuse et plus réellement
inquiétante (le reste des symptômes étant
égal) que celle qui provient du gonflement
du bulbe de l'urèthre. Dans la première ,

c'est-à-dire celle qui est produite par des ulcères, il y a complication et réunion de deux maladies ; au lieu que l'autre est seule. Il en est de même de celles qui sont accompagnées d'écoulemens dont le foyer purulent serait dans les glandes prostates ; elles sont plus dangereuses et bien autrement difficiles à guérir que celles qui se réduisent à quelques légers ulcères dans l'urèthre. Telle est en effet, dans les premières, la nature des parties affectées, que recourir à une grande opération, est le seul ou presque le seul moyen d'en effectuer la cure. Enfin, quand ce qui n'était qu'une difficulté d'uriner, portée plus ou moins loin, se trouve remplacé par une rétention complète d'urine, ce changement, ou surcroît d'accident, quoique par lui-même déjà bien assez grand, peut, pourtant encore augmenter, si du moins l'obstacle absolu subsiste long-temps ; parce que l'irruption de l'urine, en divers endroits, se trouve alors jointe à l'inflammation, soit du bulbe de l'urèthre, soit de la vessie, qui, si elle est trop violente, peut très-bien se terminer par la gangrène. Une prompte issue donnée à l'urine, ou par l'art ou par quelque miraculeux effort de la nature ; tel est, pour le salut du malade, le seul effet que l'on doive désirer : mais dont on ne peut guère répondre que par la ponction à faire, soit au-dessus des pubis, soit au périnée.

CHAPITRE IV.

Du Traitement de la rétention d'urine complète, produite par le gonflement inflammatoire des prostates ou du canal de l'urèthre.

Opérations dont elle peut nécessiter l'emploi.

Les rétentions habituelles d'urine, considérées sous les divers points de vues que nous venons d'indiquer, sont le plus souvent la suite de gonorrhées qui ont existé plus ou moins de temps avant l'apparition de la rétention ; elles ont toujours, dans leur marche, deux périodes bien caractérisées, qui sont la *difficulté d'uriner* et *l'impossibilité d'uriner*. Le premier période est ordinairement très-long, puisqu'il peut exister des années entières, sans que la position du malade ait rien, ou, du moins, semble ne rien avoir d'inquiétant. Mais le second, par une de ces causes dont nous avons déjà eu occasion de parler, survient tout-à-coup, et sans que l'on s'y attende. Comme ses effets,

au moment de la première apparition , sont
entiers , le danger de l'individu se trouve
bientôt être porté lui-même aussi loin qu'il
puisse l'être. Or, dans ce cas, l'on ne manque
jamais d'appeler un chirurgien , et tant que
la difficulté d'uriner n'est que naissante, il
est rare , au contraire , que l'on y ait recours.
Nous allons donc , par une marche qui est
inverse à l'ordre progressif de la maladie ,
mais assortie à la conduite-pratique des malades , parler d'abord de celui des deux cas
qui est le plus grave , celui de la rétention
complète d'urine.

Après s'être assuré , par des demandes
faites , tant au malade qu'aux personnes qui
l'entourent ; de tout ce qui a précédé la maladie, et depuis quand elle existe ; deux effets
principaux et même uniques sont à produire :
le premier , et sans doute le plus urgent , est
de procurer une issue à l'urine retenue dans
la vessie , et le second , de détruire la cause
de la rétention. Le moyen le plus propre à
réaliser le premier effet , est d'introduire ,
dans le canal , une bougie ou une sonde d'argent ou de gomme élastique , garnie de son
stilet. Nous préférons , pour l'usage, l'emploi

de ces dernières. Mais , au lieu d'un stilet courbé, en fil de fer, nous nous servons d'un stilet droit, fait avec une baleine bien flexible ou avec une bougie en gomme élastique, très-fine , que nous introduisons dans une sonde de la même composition. Ces préparatifs finis , nous introduisons la sonde, qui reste droite , dans le canal de l'urèthre , en employant pour cela , les mêmes procédés ou les mêmes mesures que celles nécessaires à l'introduction des bougies.

A l'instant où l'on sonde le malade , il importe de se rappeler la cause de la rétention ; car si , comme on le suppose ici , elle consistait dans un gonflement inflammatoire du canal de l'urèthre , il faudrait éviter, avec le plus grand soin , de rien froisser ou forcer, dans la crainte d'augmenter encore l'inflammation. Mais , si la cause de la rétention était le gonflement variqueux , soit du bulbe , soit d'une portion des membranes du canal (supposé toutefois non accompagné d'inflammation), l'on pourrait appuyer davantage , sans qu'il en résultât de dangers réels. Si , à la suite de l'introduction , l'on voyait sortir un peu de sang , cette évacuation de sang, loin d'être défavorable , faciliterait au contraire le dégorgement des parties.

Lorsque l'on parvient à faire pénétrer la sonde ou la bougie jusque dans la vessie, l'on en retire le stilet, si c'est une sonde, et l'urine sort abondamment. Après que l'urine est complètement évacuée, il faut fermer le bout de la sonde avec un petit bouchon , et laisser cette dernière dans la vessie ; l'y fixer comme on y fixe les bougies , et travailler à détruire l'inflammation , si la rétention est accompagnée de cet accident.

Mais nous devons ici observer qu'il ne suffit pas toujours d'un premier essai, pour effectuer l'introduction. Ainsi, dans le cas où il se présenterait des difficultés dont il ne serait pas, pour le moment, possible de triompher, il faudrait s'armer de patience, tenter l'introduction à diverses reprises, essayer des sondes ou des bougies de différentes grosseurs ; et il est très-rare qu'à la fin, et après des tentatives réitérées, l'on ne parvienne pas, quand surtout l'on a l'habitude de se servir de ces instrumens, à en faire arriver un jusque dans la vessie. Le cours de l'urine étant alors rendu libre et dégagé , la destruction de la cause de

(38)

rétention sera en quelque sorte certaine. Les moyens néanmoins à employer, pour y parvenir, varient suivant la nature de la cause de la rétention même.

Quand elle est due au gonflement inflammatoire de tout le canal de l'urèthre, ou de quelques-unes de ses parties, les anti-phlogistiques doivent être mis promptement en usage ; et, dans le cas même où l'introduction aurait été impossible, l'essai de ces remèdes n'en devrait pas moins encore précéder l'emploi de tout moyen extrême. Il est possible, à la vérité, qu'ils ne réussissent pas, nous dirons même que cela est vraisemblable ; dans cette supposition, alors il faudrait en venir à l'opération ; mais de même que, pour l'introduction de la sonde, supposée très-difficultueuse, nous avons conseillé de ne rien précipiter ; il est nécessaire, dans ce cas, d'essayer encore l'usage de la sonde ou des bougies, avant d'en venir à l'opération qu'il est toujours très-heureux de pouvoir éviter.

Outre l'usage des sondes ou des bougies et des bains entiers, l'on pourra, par le moyen des sang sues appliquées au raphé, faire des saignées locales : il est impossible d'en désigner ici le nombre, parce qu'il a, dans les différens cas, pour règle déterminative, la force du malade et la violence du mal.

Il importe beaucoup de faire ces saignées dès le commencement; car, si l'on négligeait d'y recourir les premiers jours d'une maladie dont les progrès sont si effrayans si et rapides, et si elles n'égalaient pas, pour ainsi dire, en promptitude, celle du mal lui-même, ce serait sans utilité que l'on voudrait ensuite y revenir. L'on soumettra de plus, le malade, à une diète rigoureuse. Des bouillons fort légers, et en petite quantité, seront tous les alimens qu'il pourra prendre, afin qu'en diminuant, par ce moyen, l'abondance du sang, l'on diminue, en proportion, la force de l'inflammation.

On fomentera continuellement le périnée avec la décoction de racine de guimauve; ou bien l'on couvrira la partie avec des cataplasmes de mie de pain et d'eau de guimauve. Des demi-bains composés de la même eau, ou d'une forte décoction d'herbes émollientes, pourront aussi être mis en usage. On donnera souvent des lavemens émolliens, adoucissans et rafraîchissans; afin, par là, de tempérer l'inflammation de l'urèthre. Pour empêcher, néanmoins, qu'ils ne pénètrent dans les voies lactées, et n'augmentent, par une suite nécessaire, la quantité de l'urine, il pourra être bon de les rendre un peu purgatifs. A cet effet, on y mêlera, de temps en temps, des follicules de séné ou de la casse qui, en relâchant efficacement les parties affectées, exciteront encore de douces évacuations. Des médecins ont pensé qu'il fallait, en ce cas, prescrire une abondante boisson de tisane rafraîchissante et adoucissante. D'autres, au contraire, ont prétendu que toute la quantité de liquide qui n'est pas rigoureusement et indispensablement nécessaire à la conservation de la vie, on devait l'ôter au malade. Ces opinions contradictoires n'ont pas seulement été énoncées; on y a, de part et d'autre, joint l'appui des argumens. Sans entrer, sur cela, dans une discussion qui menerait trop loin, nous observerons que le véritable procédé à suivre, nous paraît être de garder le milieu entre ces deux extrémités; et, qu'ainsi, on doit également éviter de refuser toute espèce de boisson au malade, et de lui en trop accorder.

L'usage des bains a encore fait naître une question sur laquelle plusieurs médecins se sont partagés. Ceux qui y voient un moyen propre à calmer l'ardeur, à diminuer la tension des parties, les recommandent ; mais d'autres qui croient que les bains augmentent la quantité des urines, les défendent. Il en est des bains, comme des boissons; exclure les premiers, ou les employer avec trop peu de réserve, sont deux excès qu'il faut également éviter. Nous dirons que l'usage des demi-bains, dont nous avons déjà parlé, nous semble préférable à l'emploi, même sagement restreint, des bains entiers.

Lorsque quelques gouttes de mucosité ou de pus, venant à tomber de l'urèthre, indiquent que les parties intérieures qui sont enflammées, tendent à suppuration, il faut seconder, de tout son pouvoir, cet effort de la nature, qui ne manque jamais d'avoir, pour résultat, un relâchement, porté plus ou moins loin, du conduit urinaire. Pour cela, on appliquera sur le périnée des cataplasmes maturatifs, faits avec la pulpe d'oignon de lis, et l'onguent basilicum, ou avec l'oseille cuite. Ces cataplasmes seront renouvelés deux fois le jour, de peur qu'en se desséchant sur la partie, ils ne la blessent.

Si, par l'usage des moyens qui viennent d'être indiqués, la violence du mal se rallentit, si l'urèthre se relâche, et que l'urine commence à couler, même simplement goutte à goutte, ce seront autant de signes très-favorables; car on pourra fonder, sur ce commencement de succès, l'espérance qu'en persévérant dans l'usage des remèdes auxquels on le devra, l'inflammation qui est la cause du resserrement de l'urèthre, cessera entièrement, soit par l'effet progressif de la suppuration, soit par celui de la résolution; enfin il faudra, pendant tout le temps que l'on mettra à combattre l'inflammation, et surtout lorsqu'elle semble céder aux moyens employés, répéter souvent les essais de faire pénétrer une sonde ou une bougie jusque dans la vessie.

Mais si, au lieu de l'amélioration que l'on vient de supposer, le mal se rend opiniâtre; si la vessie est distendue par l'urine, et gonflée outre-mesure; si l'urine reflue jusqu'à causer des vomissemens de cette matière, il n'est plus alors possible de temporiser; il

faudra de suite recourir à l'opération , dans
la crainte qu'en attendant trop long-temps ,
la vessie , déjà excessivement distendue , ne
devienne paralytique , ou qu'elle ne soit at-
taquée d'une gangrène mortelle, parce qu'elle
serait irrémédiable.

Du temps des anciens chirurgiens, lorsque
les choses étant parvenues à un pareil point ,
il était, de plus, reconnu impossible de faire
pénétrer , soit une sonde , soit une bougie ,
jusque dans la vessie, on faisait une opération
qui , ayant été plus ou moins de temps en
usage, mérite d'être connue ; mais qui se
trouve aujourd'hui remplacée par une autre,
la ponction à la vessie. Nous allons d'abord
tracer le tableau de *l'ancienne* , telle qu'elle
se trouve décrite dans les livres qui se rap-
portent au temps où elle était seule connue
et employée.

On introduit, dans le conduit urinaire, et
le plus avant qu'il est possible , une sonde
cannelée, telle que celle dont on se sert dans
la lithothomie ; ensuite on fait , sur l'un des
côtés du périnée , et en suivant jusqu'au
bout la cannelure de la sonde , une incision
parallèle au raphé , de la même manière que

dans l'opération de la taille. Ceci achevé, on insinue dans l'urèthre, à travers la plaie, jusque dans la vessie, une sonde de femme, qui, plus courte que celle des hommes, est, par une conséquence nécessaire, d'un maniement plus facile en tout sens, et plus aisée à introduire. Si ce moyen réussit, on laisse la sonde dans la vessie jusqu'à ce que l'urèthre soit exempt d'inflammation, et que, de son côté, la vessie ait repris son ressort. Quand ensuite on l'a retirée, on traite la plaie à la manière de celles du canal de l'urèthre.

Mais il est aisé d'apercevoir qu'il est presqu'impossible de remplir, par le procédé qui vient d'être indiqué, l'objet proposé, en ce que l'ouverture faite, se trouvant placée au-dessous de l'obstacle, il doit résulter, de cette circonstance, l'inutilité de l'opération ; ensorte que, pour sauver la vie au malade, on est souvent encore obligé, après cela, de lui faire la ponction au périnée, ou au-dessus des os pubis ; c'est-à-dire d'effectuer, à la vessie, une ouverture, soit dans son bas-fond, par le périnée, soit dans son sommet, par-dessus les os pubis.

Pour exécuter la première qui est celle que nous préférons, parce qu'on arrive plus directement à la vessie, et qu'elle n'expose pas le malade à la crainte d'aucune espèce d'épanchement, l'on prend un trois quarts que l'on plonge dans la vessie, au travers le périnée, en suivant autant que possible, la direction de l'urèthre, à l'endroit même où se fait l'opération de la taille. On laisse ensuite couler l'urine par la canule, et quand la vessie est débarrassée, il est nécessaire que la sonde continue d'y séjourner, jusqu'à ce que le cours des urines soit redevenu libre ; que la vessie ait elle-même repris son ressort, et que le gonflement et l'inflammation des parties soient entièrement dissipés. Lorsqu'on est parvenu à ce résultat, il ne reste plus qu'un objet à remplir, qui est la cure de la plaie, ou son pansement suivant les règles de l'art. Les anciens étaient bien éloignés d'employer un pareil moyen curatif, eux qui croyaient mortelles toutes les lésions faites à la vessie. Aussi, s'il leur arrivait de recourir à la ponction, ce n'était qu'à la dernière extrémité, et souvent, lorsqu'il n'était plus temps. Mais il est aujourd'hui démontré que cette opération, faite à temps, est sans danger. Pour ce qui est de ses suites, dont ceux qui nous ont précédés s'effrayaient tant, elles sont peu à craindre, parce que la plaie faite, en pareil cas, à la vessie, si elle exige des ménagemens, n'est pourtant pas d'une cure très-difficile.

Cependant il faut convenir que les mesures dont les rétentions d'urine, produites par l'inflammation portée jusqu'au plus haut degré, exigent l'emploi, ont toujours, par leur nature, quelque chose qui inquiète, parce qu'elles sont violentes; le moyen le plus sûr d'empêcher qu'elles n'y parviennent est de n'en pas négliger le traitement, quand elles ne sont encore qu'habituelles.

CHAPITRE V.

Des brides et cicatrices du canal de l'urèthre, considérées comme cause des rétentions habituelles d'urine.

———

Les brides et les cicatrices sont encore, comme ce qui précède, une suite immédiate possible de la gonorrhée syphilitique. Ces deux dernières maladies, si on les compare entre elles, n'offrent pas à beaucoup près, des dangers égaux. D'abord, les *cicatrices* ne peuvent occuper, dans le canal, qu'un espace très-peu étendu ; et comme, d'un autre côté, elles se ramollissent très-promptement, elles n'exposent, en raison de ces deux circonstances, le malade à aucun accident réellement grave. Assez ordinairement, elles s'effacent d'elles-mêmes, et sans aucun besoin du secours de la chirurgie ; aussi notre objet, en en rappelant ici l'existence, n'est pas de nous livrer à un examen de cette maladie, mais simplement de citer un fait.

Pour ce qui est des *brides*, elles supposent une maladie plus sérieuse ; il suffit, pour s'en former une idée, de considérer que celles-ci ne forment pas seulement obstacle à l'introduction de la sonde, lorsqu'il devient nécessaire d'en introduire une, pour remédier à une rétention d'urine produite par quelque cause que ce soit ; mais qu'elles peuvent encore la produire elles-mêmes. Le nombre des brides n'a rien de fixe ; tantôt, il n'y en a qu'une seule ; tantôt, il en existe plusieurs. Quant à leur situation, on a reconnu qu'elles se trouvent à l'entrée, ou au milieu du canal, et quelquefois près du bulbe de l'urèthre. Lorsqu'il y en a plusieurs, la distance qui sépare l'une de l'autre, ou les unes des autres, varie elle-même plus ou moins. Elles ont beau, au reste, s'attacher indistinctement à diverses parties du canal, tout tend néanmoins à faire croire qu'il y a dans cet organe, des points d'où elles sont exclues. Le plus souvent, en effet, leur siége est en avant et près du bulbe ; nous n'en avons, du moins, jamais rencontré au-delà. A la vérité, lors de l'introduction, soit de la sonde, soit de la bougie, l'on éprouve souvent de la résistance au commencement du canal, et après avoir pénétré jusqu'au bulbe; mais on reconnaît, en y réfléchissant, que le gonflement variqueux de ces parties, est la cause à laquelle l'obstacle doit être attribué. Des cicatrices inégales, qui se forment par suite de gonorrhées-syphilitiques-violentes et cordées, principalement de celles qui ont été accompagnées d'hémorrhagies abondantes; voilà à quoi, en général, on doit attribuer la formation des brides. Une observation que l'on a été plusieurs fois à même de faire, c'est que la portion du canal de l'urèthre où les brides se forment, est d'ordinaire plus blanche, plus solide que les autres portions. Il n'y a, au reste, qu'à l'aide de la sonde, que l'on peut s'assurer de l'existence des brides; car les signes rationels, quelque loin qu'on les suppose portés, n'équivaudront jamais à des preuves rigoureuses. Celles-ci sont, dans l'espèce, d'autant plus indispensables, que les obstacles qui s'opposent à la sortie des urines, s'ils peuvent être produits par des engorgemens quelconques du canal, le sont aussi par plusieurs autres causes. L'on peut néanmoins regarder comme certain, que des brides, quelqu'en soit d'ailleurs le nombre, sont le principe de l'embarras apporté au passage des urines, lorsque la sonde ou la bougie éprouvent, à l'instant de l'introduction, une résistance semblable à celle d'une corde tendue, sur laquelle on appuierait avec un corps obtus; car immédiatement après que la difficulté est vaincue, l'on sent que la sonde ou la bougie fait comme un saut; et qu'après ce saut, elle avance avec une grande facilité jusque dans la vessie.

L'on a été un certain temps, sans avoir d'idées fixes sur les moyens propres à opérer la cure des brides. Deux méthodes, l'ulcération et la corrosion, d'une part; et la compression aidée de l'inflammation, de l'autre, ont été proposées.

Pour la première méthode, il a fallu inventer diverses espèces de bougies escarotiques qui ont été successivement essayées. Mais les praticiens ont remarqué qu'aux douleurs multipliées, autant que vives, qui en sont inséparables, elles joignent un autre désavantage, celui de produire des inflammations très-graves sur toutes les parties du canal qu'elles touchent. De si grands in-

convéniens ont d'abord fait sentir la nécessité d'en cesser l'usage. L'on a ensuite inventé
des sondes d'argent, dont le bout mobile
peut, après que celles-ci sont introduites,
s'extraire séparément, à l'aide d'un fil du
même métal ; ce bout retiré, l'on substituait
un autre fil du même métal, au bout duquel
l'on avait fixé un bouton d'un caustique approprié que l'on poussait alors à travers la
sonde restée dans le canal. Ce nouveau
moyen, quoique meilleur à plusieurs égards
que l'autre qu'il remplaçait, était bien éloigné
encore de remplir le but proposé, puisqu'entre autres vices, il avait celui d'attaquer
toute l'épaisseur de l'urèthre sur lequel il
touchait, et d'y produire une escarre, d'où
pouvaient très-facilement résulter des fistules
urinaires. Le peu d'avantages qui pouvait
être attaché à la nouvelle invention, n'en
compensant pas, à beaucoup près, les dangers, il a fallu encore, après plus ou moins
d'essais, l'abandonner.

L'on a enfin, par l'usage des bougies et des
sondes de gomme élastique, employé la compression aidée de l'inflammation. Exempte
de tous les inconveniens attachés aux mé-

thodes antérieures , celle-là offre une guérison d'autant plus sûre , que la compression
exercée sur les brides , les affaissant ; et d'un
autre côté , l'inflammation que l'on excite ,
produisant une forte adhésion de celles-ci , à
la portion du canal sur laquelle elle est com-
primée , le passage qu'elles avaient obstrué se
trouve par-là debarrassé et recouvre nécessairement sa liberté. Si, cependant, ces dernières étaient assez fortes pour résister à la compression simple, on pourrait , au moyen d'un
cérat approprié, dont on enduirait la bougie,
exciter une anflammation qui, accroissant l'adhérence de la bride aux parois du canal, serait susceptible d'achever la cure , puisque
c'est dans cette adhérence, supposée portée
jusqu'à un certain degré, qu'elle consiste.

La méthode de la compression, adoptée
par quelques anciens, l'a été ensuite par beaucoup de modernes. Mais c'est surtout aujourd'hui qu'elle jouit de l'honneur d'une
adoption, pour ainsi dire générale. Jusqu'à
nous néanmoins le moyen d'exécution était
réduit aux seules bougies de gomme élastique
ou de métal, par la raison toute naturelle ,
que l'on n'en connaissait pas d'autres ; et nous

nous croyons ici obligés de le dire, les bougies œdaliques, dont l'invention n'est plus récente, et dont l'efficacité est, d'un autre côté,
avérée par tant d'épreuves successives, sont,
dans l'espèce, bien préférables à tout ce qui a
pu les précéder. L'effet à produire, on vient
de le voir, est la compression. Mais l'effet
compressif dont les bougies de gomme élastique sont susceptibles, n'excède en rien, celui que pourrait, par exemple, produire un
coin, puisque la propriété rare autant que
nécessaire, d'augmenter le volume dans le canal, leur manque absolument. Ensuite leur
séjour dans l'urèthre est toujours très-incommode, parce qu'elles restent toujours roides.
Il n'en est pas ainsi des bougies œdaliques
qui, outre la capacité de comprimer à la manière du coin, ont celle d'augmenter de volume ; et, par une conséquence nécessaire,
d'accroître, sur la bride, la force de l'effet
compressif. De plus, la possibilité constante
où elles sont de se ramollir, la facilité même
avec laquelle elles acquièrent toujours ce nouveau caractère, fait que rien de réellement
gênant n'est attaché à leur présence dans le
canal.

L'obstacle le plus grand que l'on ait à vaincre, dans le traitement de cette maladie, est peut-être l'introduction de la première bougie. Mais les bougies œdaliques ont encore ici, sur toutes les autres, quelles qu'elles soient, des avantages marqués. Ces derniers, en effet, se terminent par une pointe souvent aiguë; et les *œdaliques*, par une petite boule. On peut, d'après cela, juger facilement de la différence qui en résulte pour l'action introductive, car celles-ci, avec leur petite boule, pénètrent plus aisément, glissent sur la bride : et dans le cas où il serait nécessaire d'appuyer plus fortement dessus, pour effectuer l'introduction supposée arrêtée par quelque obstacle, elles ont cela de précieux encore que l'on emploie avec elles, ce genre d'effort, sans risquer de percer le canal ; accident très-grave, et qui, dans l'hypothèse de l'emploi des autres, est bien éloigné d'être impossible, puisqu'il n'est pas même rare.

L'on ne peut rien dire de positif sur la longueur du traitement ; cette circonstance étant subordonnée à l'ancienneté de la maladie, à la dureté, la force, le nombre des brides, et sans doute aussi à la conduite plus ou moins circonspecte du malade. Seulement, nous observerons que les mesures curatives doivent être prolongées pendant les quinze jours qui suivront l'instant où il n'y aura plus d'embarras dans le canal. Nous conseillons même de continuer d'en faire usage après la guérison complète, mais la nuit seulement, pendant au moins un mois.

CHAPITRE VI.

Considérations générales sur les causes des Rétentions habituelles d'urine, et sur l'insuffisance des moyens proposés.

QUOIQUE nous ayons déjà eu occasion de nous étendre sur le gonflement variqueux, soit du bulbe de l'urèthre, soit du tissu caverneux d'une des membranes qui en composent le canal; quoique nous ayons, non seulement dit, mais prouvé que c'est dans ce gonflement-là, que réside le principe le plus fréquent des rétentions d'urine habituelles, nous allons offrir un nouveau tableau de la marche de la maladie, considérée en soi, et de sa gradation croissante, afin que ce qui a été avancé, de sa cause productive, devienne par là encore plus sensible.

§ Ier.

Ce tissu caverneux de l'une des membranes

qui composent le canal, et sur lequel on a vu
que les effets du gonflement frappent, l'anatomie nous fournit la preuve de son existence,
et de plus, celle de sa situation, à l'endroit
que nous avons indiqué. La physiologie, de
son côté, nous apprend que ce tissu se gonfle
dans le temps de l'érection de la verge, au
point, non seulement d'embarrasser le canal
de l'urèthre, mais encore d'intercepter totalement le cours de l'urine, si l'érection est
parfaite. Elle nous explique aussi pourquoi,
chez les êtres respectifs, toutes choses d'ailleurs étant égales, la verge est grosse en proportion de la force et de la fréquence des
érections auxquelles elle aura été sujette ;
enfin, elle démontre pourquoi, communément alors, la verge gagne en grosseur, ce
qu'elle perd en roideur. Pour ce qui est du
tissu caverneux de l'urèthre, il est aisé de
concevoir qu'ayant, par sa nature, moins de
densité que celui des corps caverneux, il
doit être moins capable de résister à l'action
du sang qui, pendant l'érection, tend à le
dilater. Ainsi, perdant peu-à-peu son élasticité, et ne revenant plus complètement sur
lui-même, il restera dans un état de gonfle-

ment, tantôt plus, tantôt moins marqué, mais qui produira, dans le cours de l'urine, une gêne proportionnée au volume de l'embarras. C'est ce qu'on est à même de remarquer chez presque tous les vieillards, puisque en général, à leur égard, et sans qu'il y ait eu de maladie, la lenteur avec laquelle l'urine sort est telle, qu'elle bave plutôt qu'elle ne jaillit. Mais si, à cette première cause, celle de la perte de l'élasticité du tissu caverneux, il vient s'en joindre une seconde, l'affaiblissement de ce tissu, occasionné par des gonorrhées successives et fréquentes, ou par une seule gonorrhée, mais dont la durée aurait été longue, parce qu'elle serait devenue habituelle. Il est aisé de voir que cette circonstance, augmentant beaucoup l'embarras du passage, le portera bien plus vite à ce degré que suppose la rétention d'urine elle-même.

En rapprochant maintenant la théorie qui vient d'être développée, de ce qui, le plus souvent, arrive dans l'état pathologique, on reconnaîtra que chez les hommes qui, n'ayant jamais eu de gonorrhées, n'ont en outre pas vu beaucoup de femmes, ou qui ont été très-

modérés dans leur commerce avec la même ,
il n'existe jamais de rétention d'urine, même
dans l'âge le plus avancé ; que chez ceux qui,
supposés encore n'avoir jamais eu de gonorrhées, ont été , d'un autre côté , sujets à des
érections fortes autant que fréquentes, il survient , mais au temps seulement de la vieillesse , un embarras dans le cours des urines ;
ce qui les fera uriner lentement.

Enfin , on reconnaîtra que , presque toujours , les hommes qui ont eu beaucoup de
gonorrhées , ou qui en ont gardé une habituelle pendant long-temps , sont, de bonne
heure, exposés à une difficulté d'uriner ; que
cette difficulté peut , en raison de la rapidité
de ses progrès , devenir très-promptement
une rétention complète d'urine , et se manifester dès l'âge de vingt-cinq ou trente ans ,
ou tout au plus de quarante.

Assez ordinairement, la difficulté d'uriner
n'est , dans le principe , accompagnée d'aucune douleur. Le malade ne s'en aperçoit que
parce que le jet de l'urine diminue de grosseur et de vîtesse ; que souvent même , en
sortant, il se bifurque ou sort en formant le
tire-bouchon. Mais les progrès de la maladie ,

quoique réels , sont d'ailleurs si lents , qu'ils échappent à l'œil du malade , au point de ne pas lui permettre de se douter même , de l'état déjà trop inquiétant où il se trouve. Après pourtant un espace de temps assez considérable , comme trois ou quatre ans , ce qui n'avait pas été ostensible le devient : le jet de l'urine est diminué ostensiblement d'un quart, d'un tiers et souvent de plus de moitié ; le malade est très-long-temps pour rendre un verre ordinaire d'urine. A la suite des temps et progressivement , le jet ne paraît pas plus gros qu'un fil. Le malade , tourmenté par des envies fréquentes d'uriner , emploie , pour y parvenir , des efforts très-grands ; souvent il éprouve des cuissons plus ou moins vives en urinant ; d'autres fois , il n'en éprouve point ; l'extension graduelle du mal se soutenant, ce n'est plus un jet , même faible , ou prodigieusement diminué , mais un peu d'urine qui tombe goutte à goutte. Alors , pour en rendre un demi-verre , il faut qu'il emploie les plus grands efforts, soutenus et prolongés pendant un quart-d'heure. Ces efforts sont si violens que souvent ils produisent des hernies , la chute de l'anus et le gonflement des hémorroïdes ; et telle est, dans cet état de la maladie, la fréquence du besoin d'uriner, que la nécessité où est le malade d'y satisfaire, à toute heure du jour et de la nuit, lui ôte la possibilité de se reposer et de dormir. La maladie faisant toujours des progrès, les douleurs qu'il éprouve, en urinant, sont très-vives ; et la force, le volume du gonflement variqueux, son bientôt portés au degré qui produit très-promptement, non seulement une difficulté d'uriner, mais l'interruption totale du cours de ce fluide.

§ II.

Les anciens étaient bien éloignés d'attribuer aux causes qui viennent d'être indiquées, une maladie si dangereuse, puisqu'ils prétendaient que les caroncules, les callosités, et, en un mot, les verrues ou excroissances de chair, en étaient le principe. Aussi, s'efforçaient-ils de les consumer, en employant, pour cela, des corrosifs qu'ils introduisaient dans l'urèthre, à l'aide des bougies.

On voit, dans les livres publiés par des hommes célèbres de ce temps-là, et entre autres, dans les ouvrages de *Sennert*, et du père de la chirurgie française, le bon et savant *Ambroise Parré*, etc., des machines inventées à ce dessein, et l'énumération d'un grand nombre de formules d'onguens corrosifs ou desséchans, dont on faisait des tentes, des bougies, etc. En parlant des brides (1), nous avons déjà eu occasion de prouver le danger attaché à l'emploi des caustiques ; et il semble inutile d'insister davantage sur cette méthode proposée par les anciens, quand eux-mêmes citent beaucoup d'exemples de personnes qui ont dû, au malheur d'y avoir recouru, des inflammations à la verge, des abcès au périnée, et même quelquefois la gangrène. Les bougies de *Daran*, imaginées par des raisons et dans des vues encore égales, quoique moins dangereuses, ne sont pourtant pas encore totalement exemptes de ces inconvéniens. Loin, en effet, d'atténuer la difficulté d'uriner, elles l'augmentent : toutefois le système de combinaison auquel elles tiennent, a beau être, depuis long-temps

----

(1) Voyez notre Traité de la gonorrhée, page 325 et suivantes.

décrié, il est encore aujourd'hui des hommes très-instruits d'ailleurs, mais peu habitués à traiter les maladies de l'urèthre, et des charlatans qui les emploient.

Les modernes, tels que Desault et Bichat, ayant été à portée de se convaincre des accidens attachés à l'emploi des caustiques, et des bons effets que produisent la compression, la dilatation, et une légère inflammation, ont abandonné l'usage des corrosifs, pour s'en tenir à une manière plus simple sans doute, et plus facile, laquelle consiste à applanir les obstacles qui embarrassent le canal, et par conséquent à le dilater.

Pour y parvenir, on s'est d'abord servi d'une canule d'argent, qui, droite et ouverte des deux bouts, pouvait être commodément introduite dans l'urèthre, du moins jusqu'au point où commencent les obstacles. On préparait, en même temps, avec une toile fine, des tentes que l'on imbibait de cire fondue, et que l'on roulait en petits cylindres, en la pressant fortement entre deux ais chauds et bien unis. A chacune de ces tentes qui étaient dures, fermes, de différente longueur et de

différente grosseur, était attaché un fil gros
et long; et l'on se servait d'abord de celle
qui était très-mince et très-courte. Pour cela,
on l'insinuait dans les cavités de la canule
(qu'on avait eu l'attention d'introduire d'a-
bord et de laisser introduite dans le canal),
jusqu'à ce que le malade eût besoin d'uriner.
Il était alors aisé d'extraire la tente par la
partie du fil, qui était excédente et extérieure.
Celle-ci, par son séjour, plus ou moins pro-
longé dans l'urèthre, et en s'imbibant de
l'humeur qui l'arrose, s'y enflait; plus ce
dernier effet était porté loin, plus elle dilatait
le canal; ce qui préparait l'introduction possible d'une seconde tente, supérieure à la
première, et en grosseur et en longueur.
Celle-ci, à son tour, faisait place à une troisième qui l'emportait encore sur la seconde
des deux mêmes manières; et toujours ainsi
en augmentant, jusqu'à ce que l'on fût arrivé
à un degré de dilatation qui assurât à l'urine,
la possibilité de couler à plein canal. Lorsqu'on parvenait à un résultat aussi heureux,
il n'était pas de longue durée; et l'expérience
a prouvé que la méthode des tentes, outre
son peu d'utilité, se trouvait encore, dans

les stranguries opiniâtres , non-seulement
impuissante , mais assez souvent dangereuse ;
les raisons en sont aussi aisées à déduire qu'à
apercevoir.

La tente que l'on introduit dans l'urèthre,
n'étant pas, à beaucoup près , aussi longue
que le canal , ne le dilate que d'une manière
très-inégale , c'est-à-dire à l'endroit seulement
qu'elle occupe; de là il suit que les portions
du canal qu'elle n'atteint pas , se resserrent
en raison proportionnelle de la dilatation
produite sur le point occupé , comme nous
l'avons observé , en parlant du traitement
des brides qui se forment dans le canal (1).
A l'impuissance , et même , on le répète , au
danger du moyen considéré en soi, se joignent
encore l'embarras et l'incommodité que son
usage suppose ; car il n'est guères possible
que le malade s'en acquitte seul; il est , au
contraire , toujours nécessaire qu'un chirurgien le seconde. Ce genre d'assujétissement
est vraiment fâcheux dans un traitement qui ,
au lieu de se réduire à une durée de quelques

____

(1) Voyez chapitre V , page 325 de notre Traité , déjà
cité.

jours, est, comme celui-ci, long et habituel ;
aussi a-t-on été obligé encore d'abandonner
cette méthode que l'on a, par suite de temps,
remplacée par une autre que nous allons examiner.

On préparait, pour celle-ci, 10 à 12 ba-
guettes ou sondes de plomb, exactement
rondes et passées par la filière. Elles devaient
avoir, chacune, 9 à 10 pouces de long ; mais
être de différente grosseur. La plus grosse
l'était un peu plus qu'une plume à écrire, et
chacune des autres progressivement moins.
Après avoir vidé la vessie, l'on choisissait
la plus petite de ces sondes ; puis, la frottant
d'huile d'amande douce ou de beurre, on
l'introduisait dans l'urèthre, en la poussant
à travers les obstacles, le plus avant qu'il était
possible, mais pourtant sans que l'effort fût
porté jusqu'à causer de la douleur. Si, dès le
premier jour, elle entrait dans la vessie,
c'était là sans doute un résultat très-heureux ;
mais quand elle se serait arrêtée, il était,
dans ce cas là même, toujours assez facile
d'aller droit jusqu'à la racine de la verge ; et,
lorsqu'on y était, il fallait, de temps en
temps, comprimer le périnée, afin, par là,

de plier l'instrument, c'est-à-dire, de lui
faire prendre la conformation des courbures
du canal : ensuite, on continuait l'introduction jusqu'à ce qu'on eût fait parvenir, dans
la vessie, cette baguette de plomb; elle se
conformait si parfaitement aux courbures du
canal de l'urèthre, qu'en la retirant, elle les
représentait toutes par la configuration qu'elle
avait prise. Mais, d'un autre côté, les difficultés qu'on éprouvait à les introduire; leur
roideur, les efforts qu'il fallait faire pour les
ployer d'une manière assortie elle-même aux
courbures du canal; leur pesanteur; en un
mot, la gêne que le malade éprouvait à mar-
cher, après qu'elles étaient introduites; tout
cela fit bientôt sentir la nécessité d'en chercher
de plus convenables ou de mieux appropriées.
C'est pourquoi l'on inventa plusieurs espèces
de bougies emplastiques, et autres, dont
l'énumération serait trop longue; et enfin,
parurent les sondes et bougies de gomme
élastique, lesquelles on employa de la même
manière que celles de plomb. On ne saurait
disconvenir qu'à l'avantage de présenter
beaucoup moins d'inconvéniens, les bougies
de gomme élastique en réunissaient d'autres

importans , comme d'être moins pesantes ,
plus flexibles, d'avoir un poli bien plus doux;
et , ce qui doit surtout être considéré , de
n'être point susceptibles de se casser. Une
supériorité aussi marquée sur tous les moyens
antérieurs proposés , appréciée comme elle
le fut , par les personnages les plus marquans
de la chirurgie, assura à ces bougies , dès
qu'elles parurent, une vogue et une préfé-
rence dont on ne peut trop répéter que,
dans le point de comparaison qui existait
seul alors , elles étaient exclusivement dignes.

Mais , en adoptant l'usage des bougies et
des sondes de gomme élastique , comme
moyen propre à remédier , par la compression, aux difficultés d'uriner habituelles , il
restait un objet à remplir : c'était qu'elles ne
gardassent que la roideur qu'elles avaient
avant leur introduction et qu'elles devinssent
flexibles, de manière à ne gêner en rien les
mouvemens du malade. A cet égard, les élas-
tiques, comme celles de plomb, laissaient
tout à desirer , puisque le degré de roideur
dont les unes et les autres sont douées à
l'instant de l'introduction , elles le gardent

invariablement encore après . et pendant
tout le temps qu'elles sont introduites. C'est
là aussi ce qui nous a engagés à leur préférer
et substituer, pendant un temps , celles com-
posées de cire simple , ou de l'emplâtre de
vigo cum mercurio ; parce que ces dernières
n'ont besoin que d'entrer dans le canal , pour
devoir aussitôt à la chaleur qu'elles y trouvent
la possibilité de devenir plus molles et plus
flexibles.

De tant de moyens inventés , aucun ne
pouvait remplir, au moins d'une manière di-
recte et positive, l'objet proposé, la compression et la dilatation du canal, puisqu'aucun d'eux n'avait la propriété d'augmenter de
volume dans le canal ; si , pourtant, on excepte de la généralité d'une telle proposition,
ces tentes ou mèches de toile fine, imbibées
de cire , que l'on introduisait à l'aide d'une
sonde d'argent. Mais on a vu que la dilatation
que celles-là même produisent , étant très-
inégale , est , au résultat, moins avantageuse
peut-être que nuisible. Une autre découverte ,
celle des bougies faites avec les cordes à boyau,
a encore été essayée. Ces dernières qui ont
bien , au moyen de l'humidité qu'elles rencontrent dans le canal , la propriété de s'y

gonfler, ne remplissent pourtant pas encore complètement le but desiré, parce que le gonflement qu'elles acquièrent, est inégal et ne comprend pas toute leur longueur. Or, la très-grande difficulté qu'on éprouve à les introduire; l'impossibilité de les extraire, sans occasionner au malade de vives douleurs, laquelle impossibilité résulte de cette inégalité de dilatation, sont deux raisons qui, n'eussent-elles été, lors des premiers essais, jointes à aucune autre, auraient seules fait sentir la nécessité d'en abandonner l'usage. On pourrait, si on le voulait, entrer dans de plus grands détails sur les moyens proposés pour remédier aux rétentions habituelles d'urine; mais voilà, en général, l'idée qu'il convient de se former des essais antérieurement faits, et qui, s'ils sont séparés du but proposé, par des distances inégales, se ressemblent tous du moins dans un point fondamental, qui est l'impossibilité d'y atteindre.

§ III.

Pour nous qui, long-temps placés entre ces systêmes divers, avons, de plus, toujours été persuadés que la cause des difficultés habituelles d'uriner, réside dans le gonflement variqueux du bulbe de l'urèthre, nous n'avons rien vu à brûler dans ce canal ; ainsi nous avons rejeté, sans aucune espèce de restriction ni de réserve, les bougies escarotiques. Quant aux bougies irritantes de *Daran*, lesquelles sont aujourd'hui distribuées par M. *Vangameren*, nous ne les avons pas davantage admises ; parce que, de tous les accidens qui accompagnent cette maladie, le plus redoutable est, sans contredit, l'inflammation du canal de l'urèthre. Or, il est certain que toutes les bougies irritantes et les escarotiques, l'excitent toujours et souvent même d'une manière très-alarmante. Nous n'avons pas rejeté les *comprimans*, et nous répétons même que, parmi eux, nous avons distingué les bougies de cire blanche, ou celles qui sont faites avec l'emplâtre de *diachilon* gommé, ou l'emplâtre de *vigo cum mercurio*, lesquelles nous préférons aux bougies de gomme élastique, pour les raisons que nous avons déduites quelques lignes plus haut ; mais ces dernières mêmes, ne dilatant le canal de l'urèthre qu'à la manière des coins, l'effet que l'on doit en attendre est lent au-

tant qu'imparfait. Nous avons donc cherché
des bougies qui, aux propriétés de dilater à
la manière du coin, réunissent celle plus rare,
et surtout plus précieuse, de se gonfler dans
le canal, par l'humidité qu'elles y rencontrent.
Il y a déjà vingt ans que nous avons annoncé,
pour la première fois, non seulement la découverte, mais la constante efficacité des bougies que ce caractère particulier distingue, et
auxquelles nous avons donné le nom de *bou-*
gies œdaliques, du mot grec *œdaleon*, qui en
peint bien justement l'effet, puisqu'il signifie
gonflé par l'humidité. Associées à toutes les
capacités curatives de toutes les bougies qu'on
a inventées jusqu'à nous ; des emplastiques ;
de celles faites avec la corde à boyau; de celles
de gomme élastique, etc. ; les *œdaliques* ne
partagent aucune de leurs imperfections. On
ne répétera pas ici ce qui a été dit ailleurs de
la facilité de leur introduction, et de la certitude de l'avantage qu'elles seules présentent
à celui qui les emploie, de pouvoir, au moyen
de la petite boule qui les termine, forcer au
besoin certains obstacles, sans risquer de
percer le canal et de faire de fausses routes,
accident extraordinairement grave, qui était

si à craindre et si fréquent , lorsque l'on voulait vaincre tous les obstacles avec une sonde
d'argent , ou détruire ces mêmes obstacles par
l'usage des caustiques , comme l'a sérieuse-
ment proposé M. Ducamp , dans une brochure qu'il a publié en 1822.

Il est impossible qu'avec les bougies œdaliques l'on ait à craindre ces accidens ; molles ,
flexibles comme un linge , dix minutes après
leur introduction , elles se prêtent , sans effort à toutes les courbures du canal de l'u-
rèthre, ainsi qu'aux divers mouvemens que
peut faire le malade , sans lui faire éprouver
la moindre douleur ; mais, ce qui les met dans
une classe à part , et les élève au-dessus de
toutes les sondes et les bougies inventées jusqu'à nous , c'est la grande , l'essentielle propriété si long-temps cherchée , si long-temps
crue impossible, de se gonfler dans le canal,
et d'y acquérir , en moins de dix minutes ,
un accroissement de volume porté jusqu'au
sixième de la grosseur de la bougie.

CHAPITRE VII.

*Dissertation sur les Bougies œdaliques, con-
sidérées comme l'unique moyen de guérir
les Rétentions habituelles d'urine.*

Les sciences et les arts font chaque jour
des progrès plus ou moins marqués, suivant
leur utilité, la protection qui leur est accor-
dée, l'activité et l'intelligence de ceux qui s'y
livrent; il en est qui procurent un soulage-
ment précieux à l'humanité; il en est d'autres
qui ne font que procurer ou indiquer un
surcroît de plaisir et de jouissance aux riches.
Ce sont ordinairement ceux-là que l'on pré-
conise le plus, et dont chaque jour la renommée nous étourdit.

Du premier de ces deux genres sont les
bougies œdaliques, dont nous avons déjà
parlé et dont, dans ce chapitre, nous voulons faire connaître les usages et les propriétés.

Les praticiens sont convaincus, par l'expé-

rience , que les maladies produites par le
rétrécissement du canal de l'urèthre , sont
très-multipliées aujourd'hui, et qu'elles étaient
très-rares avant l'existence de la syphilis en
Europe. Toutefois, si l'on s'en rapporte, pour
leur traitement , aux principes reçus , leur
inconvénient n'est pas seulement d'être très-
nombreuses, mais d'après l'avis des hommes
de l'art, les plus instruits, d'être très-difficiles
à guérir, et beaucoup d'entre eux ont prononcé qu'elles étaient incurables ; et si quel-
ques-uns , parmi ces derniers, dans les con-
sultations qu'ils donnent aux personnes qui
en sont affectées, n'excluent pas la possibilité
de l'emploi de certains palliatifs, ils s'accor-
dent tous néanmoins dans le refus de croire
à l'existence de moyens curatifs , supérieurs
à tous ceux qu'on a employés jusqu'à nous,
moyens qui soient capables, non-seulement
d'attaquer le principe du mal, mais de le détruire de manière (à l'aide d'une précaution
que nous indiquerons) à en rendre le retour
à jamais impossible. L'usage que nous n'avons
cessé de faire des bougies œdaliques, depuis
vingt-cinq ans , l'usage qu'en font plusieurs
de nos confrères , nous met à même d'assurer

que tel sera toujours le résultat de l'emploi de ce moyen; ensorte que le malade, qui, depuis long-temps, n'urine que goutte à goutte, ou chez lequel même les urines sont totalement interceptées, est certain que, dix ou quinze minutes après l'introduction de la première bougie, le cours des urines sera plus libre; que cette première amélioration ne sera pas restreinte à quelques instans; qu'elle s'étendra, au contraire, à plusieurs jours, et qu'en continuant d'en faire usage aussi long-temps que le traitement l'exige, c'est-à-dire pendant un mois ou un mois et demi, l'on sera certain d'uriner à plein canal, et qu'enfin, si l'on veut prendre la précaution, bien simple et bien facile, dont nous avons déjà parlé, qui consiste à mettre une bougie tous les quinze jours, le malade sera certain d'uriner librement toute sa vie, ainsi que l'expérience n'a jamais manqué de le prouver, soit aux nombreux praticiens qui les ont employées pour leurs malades, soit aux malades qui se sont adressés directement à nous.

Une autre qualité très-précieuse encore, dans les bougies œdaliques, c'est cette facilité, ou si l'on veut, cette mobilité de constitution qui permet de leur adjoindre, dans l'occasion, des propriétés qu'elles n'ont pas par elles-mêmes. Ainsi, on peut, à volonté, les rendre *émollientes*, *dessicatives*, *fondantes*, etc. , en les enduisant d'un cérat approprié à celui de ces effets que l'on veut produire , et ces propriétés accidentelles , qu'on y joint, et qu'elles transportent avec elles, dans le canal, ne les empêchent pas de conserver celle qui doit être considérée comme leur étant essentiellement propre, *la dilatante*. Ce que nous venons de dire sur les bougies œdaliques, doit suffire pour donner une idée des nombreux cas auxquels elles s'appliquent , et de la prodigieuse étendue de ressources qu'elles offrent, en raison de cette succession d'états divers par lesquels on peut arbitrairement les faire passer.

Mais si, de cette variété de qualités , dont la réunion leur donne tant d'avantages sur toutes les autres, nous revenons à considérer ce qui leur est naturel et propre , la propriété précieuse , en même temps qu'exclusive, *de dilatation* et de gonflement , nous devons ajouter, pour achever de les faire connaître, que , par l'extrême facilité qu'elles ont de

porter l'élargissement dans toute l'étendue
du canal, jusqu'au degré que l'on desire
d'atteindre, elles facilitent la sortie des glaires,
des graviers, et même des petites pierres qui,
s'arrêtant souvent dans le canal et l'obstruant,
interceptent, sinon toujours totalement, du
moins en partie, le passage des urines. C'est
pourquoi elles conviennent dans le traitement
des écoulemens anciens et rebelles, parce
qu'elles ouvrent la voie aux remèdes qu'il est
nécessaire d'employer pour en tarir la source,
et dont on a déjà dit qu'elles peuvent, lorsqu'on le juge convenable, effectuer le trans-
port. A tant de propriétés, attachées à ces
bougies, on ne doit pas oublier de joindre
la faculté d'en construire, qui, introduites
dans les ouvertures fistuleuses, remplacent
l'éponge préparée, avec des avantages marqués ; ensorte que, sans se livrer à aucune
explication ultérieure, l'on peut, en ne les
considérant même que dans la multiplicité
d'attributs qui y sont inhérens, avancer, sans
crainte de se tromper, qu'il n'y a point peut-
être de maladie du canal, où leur usage ne
produise les plus heureux résultats, lorsque
du moins, les mains dans lesquelles elles se

trouveront placées , seront (car c'est-là une condition rigoureuse , et qui dérive de la nature même des choses) dignes d'en diriger les effets.

Tel est le jugement que ne pourra se dispenser de porter sur ces bougies, toute personne impartiale qui en aura mis les propriétés à l'épreuve : tel est, en effet, celui qu'en ont porté plusieurs médecins et chirurgiens de Paris et des Départemens. Elles sont capables de se prêter à toutes les additions , les transformations, que l'état accidentel du malade exige ; également fortes et de ce qu'elles ont, et de ce qu'elles empruntent, elles concourent à la réalisation d'un très-grand nombre de cures , comme puissances *auxiliaires*, en même temps que comme *agens principaux*, elles en effectuent d'autres infiniment plus importantes, plus épineuses, et même jusqu'à ce jour , réputées impossibles. Une observation très-importante à faire, c'est que les bougies œdaliques , par leur construction et leur conformation , ne peuvent jamais blesser les malades, en supposant même que l'opérateur y mette de la rudesse ou de la maladresse, la petite boule qui les termine, en leur permettant de glisser sur les brides et les valvules qui se trouvent dans l'intérieur du canal, les met dans l'impossibilité de le percer, et par conséquent de faire de fausses routes. D'ailleurs, la roideur qui les accompagne est assez grande pour les faire pénétrer dans le canal; mais elles se ployeraient plutôt que de le blesser, si l'on voulait appuyer trop fort.

Les rétentions habituelles d'urine étant, par leur nature, très-lentes à se développer, celui qui en est affecté, ou le médecin chargé de donner ses soins au malade, sont à même de prévoir le moment où la maladie est assez grave pour nécessiter que l'on s'occupe d'en arrêter les progrès, et d'en opérer la cure. L'usage des bougies œdaliques, n'entraînant avec lui aucun danger, ni même aucun inconvénient, l'on ne saurait trop tôt employer ce moyen, pour éviter les suites de cette maladie, et celui qui connaîtra nos bougies et la certitude du résultat avantageux qu'il en obtiendra, se fera un devoir d'y avoir recours.

Si nos bougies eussent existé au moment où les *Desault*, les *Bichat*, etc., faisaient

faire de si grands progrès à la chirurgie française, on ne les aurait pas vus dans la dure
nécessité de forcer les obstacles, en introdui-
sant de vive force une sonde d'argent à travers le canal de l'urèthre, jusque dans la
vessie, aux risques de faire de fausses routes;
nous savons bien que leur grande habileté,
leur savoir, et leur grande expérience, leur
faisaient presque toujours éviter cet accident
si dangereux, mais qu'ils auraient été heureux de connaître un moyen certain d'obtenir
les mêmes résultats, sans exposer les malades
à aucun inconvénient : la compression des
obstacles et la dilatation du canal, aidée
d'une légère inflammation, tels étaient les
objets vers lesquels ils dirigeaient leurs savantes recherches; c'est dans cette intention,
qu'ils employèrent les bougies faites avec la
corde à boyau, parce qu'ils avaient reconnu
qu'elles se gonflaient dans le canal, une fois
qu'elles y étaient introduites ; mais la difficulté de leur introduction, et le gonflement
inégal dans leur étendue, qui en rendait l'extraction très-difficile et douloureuse, les for-
cèrent bientôt de renoncer à en faire usage.

Alors, faute de mieux, ils eurent recours

6

à l'usage des bougies de gomme élastique,
qui ont l'avantage de pouvoir être introduites
et retirées très-facilement, mais qui n'exercent la dilatation qu'à la manière du coin;
qui conservent une roideur très-incommode
à supporter pour les malades, n'ayant aucu-
nement la faculté de se dilater; elles ne peuvent opérer la dilatation du canal et la compression des obstacles qu'avec la plus grande
lenteur, et il ne peut y avoir qu'une longue persévérance qui puisse conduire à un
heureux résultat.

Malgré tous ces désavantages, il est certain que l'usage des bougies de gomme élastique était encore le meilleur moyen de tous
ceux que l'on avait proposés jusqu'à présent;
c'est pourquoi les praticiens l'adoptèrent
presque unanimement, et aujourd'hui même,
c'est encore celui qui est le plus généralement employé.

Notre intention était de ne point terminer
cette dissertation sans parler d'un moyen proposé par M. Ducamp. Mais nous avons la certitude qu'un de nos confrères, célèbre litho-
tomiste, travaille à la réfutation de cet
ouvrage. Nous nous bornerons donc à ob-

ser4ver que ce procédé, connu du grand Ambroise Paré, le père de la chirurgie, était entièrement abandonné depuis plusieurs siècles, parce qu'il est trop dangereux, d'une exécution douloureuse, difficile, sans résultat certain, et nous pourrions facilement démontrer toutes ces propositions. Cependant nous devons à notre impartialité d'avouer que ce médecin a beaucoup perfectionné les instrumens dont il se sert pour reconnaître le point du canal où est le siége du rétrécissement ; que les moyens qu'il a employés pour y introduire le caustique sont très-ingénieux ; nous ajouterons même que le choix qu'il a fait parmi les caustiques, en adoptant *la pierre infernale*, que, dans la nouvelle nomenclature de chimie, l'on désigne sous le nom de *nitrate d'argent fondu*, est de tous celui que nous croyons le moins mauvais. Mais toujours restera-t-il démontré aux yeux les moins clairvoyans, qu'un caustique introduit dans le canal de l'urèthre, déjà rétréci par la maladie, doit nécessairement produire une irritation et un gonflement des parois internes de ce canal, et, par une conséquence immédiate, augmenter la difficulté d'uriner, produite par ce gonflement même, et au lieu de soulager le malade, l'on aggrave de beaucoup son mal.

Que le canal subissant plusieurs courbures très-prononcées dans son trajet, l'instrument fait en argent en forme de sonde droite, qui est destiné à servir de conducteur au caustique, doit nécessairement et même très-souvent, lorsqu'il arrive à l'une de ses courbures, porter le bout introduit directement sur la paroi interne du canal; en y portant ensuite le caustique, il se trouve appliqué sur cette paroi même, et non sur l'obstacle que l'on voulait détruire, et en persistant dans l'emploi de ce moyen, l'on perce le canal de dedans en dehors, ce qui produit tous les accidens qui sont les suites des fausses routes opérées sur cet organe.

Maintenant que la première tâche que nous nous étions particulièrement imposée dans ce chapitre, celle de caractériser *les bougies œdaliques*, est remplie, quoique d'une manière imparfaite, parce qu'elle est très-succincte; il nous en reste une seconde qui est de faire connaître, par une explication claire, frappante, et, s'il est possible, à la portée de tous les lecteurs, la manière d'en faire usage. Cet article exige l'attention la plus sérieuse, puisque, si les réflexions qui précèdent sont l'énonciation des propriétés attachées au traitement, ce qui va suivre est le traitement lui-même, mis en pratique.

CHAPITRE VIII.

Méthode suivant laquelle il faut employer les Bougies œdaliques, et la manière de les introduire.

AVANT de parler de l'introduction , ou de la manière dont elle s'effectue , il est nécessaire d'indiquer deux précautions , l'une par rapport au malade , l'autre , par rapport à la bougie.

Celle personnelle au malade se réduit à uriner, dans les cas pourtant où cela lui serait possible , immédiatement avant l'introduction.

A l'égard des mesures préparatoires que la bougie exige , elles consistent à la graisser d'abord avec un peu d'huile d'amande douce, ou de bonne huile d'olive ; après quoi, l'on passera doucement la bougie entre le pouce et l'index , afin d'enlever, par ce léger froissement, les ordures qui auraient pu s'y attacher.

La bougie , ainsi préparée, on la prend

vers les deux tiers de sa longueur , avec le
pouce et l'index d'une main ; tandis que, de
l'autre, on soutient la verge entre deux doigts,
sur un plan horisontal au-dessous du gland ,
mais sans la presser , et en l'allongeant en
ligne droite. L'on introduit ensuite la bougie
peu-à-peu , et sans forcer , par sa petite extrémité. Lorsque la pointe de la bougie est
arrivée jusqu'à la racine de la verge , il faut
un peu relever celle-ci , afin de préparer,
par là , l'entrée de la bougie dans la courbure
que les os pubis font faire au canal , en cet
endroit.

Une fois parvenue au point où commence
la courbure , si la bougie résiste aux efforts
faits pour l'introduire , il sera nécessaire d'é-
carter un peu la verge du ventre , c'est-à-dire
de la rabaisser un peu , et de presser avec le
bout du doigt , en appuyant sur le canal ,
vis-à-vis le lieu où la pointe se sera arrêtée ,
afin de parvenir , par ce nouveau moyen , à
en diriger la marche dans la courbure de
l'urèthre. L'on doit faire cette pression sur la
portion du canal , située entre les bourses et
l'anus. Avec cette double précaution , l'on
fera disparaître les plis que forme habituelle-

ment la membrane interne de l'urèthre; car, faute d'y recourir, cette partie du canal, au lieu de devenir unie, ne cesserait pas d'être hérissée par ces replis, et alors ils opposeraient au chirurgien des obstacles qu'il pourrait prendre pour des corps étrangers.

Si, malgré tous ces ménagemens, la bougie éprouve, dans son introduction, de la résistance, il est à présumer que la cause en est dans le rétrécissement du canal, et ici il est nécessaire d'établir une distinction entre ce qui est desirable et ce qui est possible. Le but desiré est que la bougie pénètre jusqu'au-delà du col de la vessie; mais un résultat aussi heureux est rarement possible les premières fois; ensorte que, quand on ne peut pas réussir, le chirurgien doit s'arrêter à l'endroit précis et positif où l'obstacle qui s'oppose à ce qu'elle pénètre plus avant, se fait fortement sentir; alors il suspendra l'introduction pendant une minute, puis il fera une nouvelle tentative, et, en cas de résistance, il suspendra encore l'introduction, pour l'essayer de nouveau; enfin, après plusieurs tentatives, s'il voit que l'obstacle est insurmontable, il coupera, avec des ciseaux, la portion de la bougie restée hors du canal , à un pouce de son ouverture, ou, ce qui est la même chose, de l'extrémité du gland ; ensorte que cette longueur d'un pouce continue d'être visible , même après ce retranchement.

Cette première opération faite , il faudra attacher à la partie excédente de la bougie introduite , du fil ciré , ou bien un fort fil ordinaire , que l'on passera autour , en l'y fixant par un nœud double , solide et bien serré. Ensuite , l'on prendra un linge dont on placera le centre vis-à-vis la pointe de la partie excédente de la bougie , et , l'étendant ensuite en forme d'enveloppe , tant sur la longueur de la partie excédente de la bougie , que sur la verge elle-même, on l'y fera avancer jusque derrière le gland : endroit auquel il faudra le fixer par un autre fil ou du coton , que l'on aura l'attention de ne pas serrer beaucoup , afin que la verge , dans le temps des érections qui peuvent survenir naturelle- ment , ou produites par la présence de la bougie , ne se trouve pas dans un état de compression et d'étranglement.

Telles sont les deux précautions (d'un côté , *l'attache du fil à la partie excédente de la bougie*, et, de l'autre, *le linge placé vis-à-vis la pointe de cette même partie excédente, et arrêté ensuite, en forme d'enveloppe, sur la verge*); telles sont, disons-nous, les deux précautions qu'il est rigoureusement indispensable de prendre immédiatement après l'introduction.

Voici maintenant les raisons sur lesquelles est fondée la nécessité de l'une et de l'autre précautions.

A l'instant où la bougie est introduite, deux inconvéniens sont également à craindre : le premier (et ce serait le plus dangereux), c'est que la bougie, entrant d'elle-même dans le canal, et s'y enfonçant totalement, n'offre plus, soit au malade, soit à celui qui le traite, de prise extérieure pour la retirer; ce qui, nous le répétons, offrirait un inconvénient d'une nature très-grave.

Le second inconvénient, qui serait l'opposé du premier, c'est que la bougie introduite, au lieu de s'enfoncer, ne s'échappe de manière à priver tout-à-fait de sa présence, et des effets dilatans qui y sont attachés, le canal sur lequel, au contraire, elle est spécialement appelée à les produire.

Or, on évite le premier de ces inconvéniens; on le rend même absolument impossible par les mesures indiquées , *l'attache
solide d'un fil fort sur la partie visible et
excédente de la bougie introduite* ; puisqu'en
supposant que, par des progrès spontanés
d'introduction , cette partie, primitivement
visible, s'enfonce de manière à ne plus offrir
de prise extérieure; le fil, resté attaché à l'extrémité de cette bougie, supposée entrée totalement dans le canal, offrira toujours un
moyen sûr, à l'aide duquel on pourra, quand
on le voudra, l'en extraire.

A l'égard du second inconvénient, qui serait celui d'un séjour trop peu durable , de
la bougie dans le canal , on le prévient
d'une manière non moins sûre , par *l'emploi du linge proposé* , car le bout , ou la
pointe de la partie excédente de la bougie ,
étant arrêtée et comme bridée , par le linge
en forme de sac qu'on y oppose, elle est par
là réduite à une nécessité coactive de rester
dans le canal; ou , ce qui est la même chose ,
à une impossibilité physiquement absolue
d'en sortir.

Les deux moyens que l'on vient d'indiquer

se trouvent donc être, ainsi que nous l'avions annoncé, des garans aussi sûrs qu'infaillibles contre le danger, ou d'un enfoncement total, ou d'une évasion complète (1).

Il est essentiel de prévenir que *les bougies œdaliques n'étant jamais susceptibles de se rompre*, il n'y a rien à prescrire contre un genre d'accident qui ne laisse pas d'accompagner souvent l'usage des bougies emplastiques; mais dont, avec celles-ci, la possibilité n'est pas même supposable.

Parlons maintenant, mais en peu de mots, de quelques attentions qu'il faut avoir après l'introduction de la bougie, et pendant qu'elle est introduite, ou même dans l'intervalle d'une introduction à une autre.

D'abord, pendant tout le temps que le malade sera levé, il aura l'attention de placer la verge de manière que le gland soit en haut.

---

(1) L'on peut remplacer le fil et le linge proposés, en passant, au moyen d'une aiguille, et à travers la partie excédente de la bougie, un fil qu'ensuite on fixerait autour de la verge, de la même manière que l'on y fixe le linge lui-même, et l'on voit que, dans ce dernier cas, le linge serait inutile.

(95)

Il ne doit pas essayer d'uriner avec les bougies; si, cependant même avant le temps
prescrit, l'envie d'uriner se faisait fortement
ressentir, l'on commencerait par retirer la
bougie introduite dans le canal; mais on ne
doit pas oublier qu'il importe qu'elle y reste
le plus long-temps possible; et qu'ainsi, il ne
faut la retirer du canal que lorsque le besoin
d'uriner sera devenu irrésistible.

Une chose à laquelle il est essentiel de faire
attention, c'est que le malade ne doit pas,
après avoir uriné, replacer dans le canal, la
bougie qui vient d'en être retirée, ni en introduire une autre, parce que l'on n'en doit
mettre qu'une par jour; c'est pourquoi, il
doit y avoir vingt-quatre heures d'intervalle
entre chaque introduction, de manière qu'il
faut attendre qu'elles soient écoulées, avant
d'employer une nouvelle bougie.

Par exemple, si, après trois heures d'introduction d'une première bougie, le malade
se sent forcé d'uriner, et par conséquent
de retirer la bougie introduite, il restera
vingt-une heures sans mettre celle qui devra
suivre.

Mais pendant la durée, soit de vingt-une

heures que nous venons de supposer, soit de tout autre espace de temps qui devra s'écouler entre l'extraction de la bougie dont il n'est plus possible de faire usage , et l'introduction de celle destinée à la remplacer, il faudra , s'il survient de la douleur, injecter, dans le canal, deux ou trois fois consécutives, de l'eau de racine de guimauve simple, et dans le cas où rien de douloureux ne se ferait ressentir, l'injection deviendra inutile ou pourra se réduire à de l'eau simple, dans chaque verre de laquelle on mettrait alors une cuillerée à café de bon vinaigre.

Il y a des personnes qui, ayant le canal de l'urèthre très-sensible, très-facile à irriter, ne peuvent garder long-temps une bougie, sans y ressentir des ardeurs d'urine, et même quelquefois une légère inflammation. Dans ce cas, il faut suspendre pendant deux ou trois jours l'usage des bougies, auxquelles on suppléera par des injections toujours faites avec de l'eau de guimauve simple.

Nous avons observé plus haut , qu'il n'est pas toujours possible de faire pénétrer la bougie jusqu'au-delà du col de la vessie, et que le gonflement excessif du tissu caverneux du bulbe de l'urèthre, est presque toujours l'obstacle qui en empêche. Nous ajouterons que la dilatation progressive du canal, permettant à la bougie d'entrer chaque jour plus avant, produira toujours, à la fin, l'effet desiré. Lorsque l'on s'apercevra, par l'augmentation de volume du jet de l'urine, du rétablissement graduel de son cours (effet qui surviendra toujours en très-peu de temps), ce sera là le signe auquel l'on reconnaîtra que la bougie a franchi l'obstacle qui s'opposait au passage des urines, et qu'en conséquence l'on a atteint le but que l'on desirait.

Dans cette dernière supposition, s'il ne s'agit que de remédier au rétrécissement du canal, c'est-à-dire de le dilater, le tout se réduira à continuer l'usage des bougies, sans autre mesure que d'en employer progressivement de plus grosses.

Mais si, à la maladie qui a pour cause le rétrécissement du canal, il s'en joignait une autre qui consisterait, par exemple, en des dartres aux parois du canal ; alors, après avoir détruit le virus dartreux par l'usage de notre Rob anti-syphilitique, et dilaté suffisamment le canal par celui de nos bougies , il faudra travailler à détruire le mal local, par des remèdes topiques ; et l'on y parviendra , en graissant et enduisant d'un cérat approprié à la cure desirée, la bougie qui, en cette qualité de puissance auxiliaire que nous avons déjà eu occasion de lui donner, le transportera avec elle sur le mal même.

On peut aussi, au lieu de ce moyen, se servir d'injections d'une composition analogue au genre de mal qui nécessite le second traitement. Mais, dans ce cas là même, les bougies auront, sur cette seconde cure, une influence également active, puisque les injections que nous supposons ici, le moyen curatif choisi, c'est à l'agrandissement du canal, et, par une conséquence nécessaire, aux bougies, qu'on devra la possibilité de les faire pénétrer jusque sur le mal même.

Une observation qui semble superflue, mais que , dans le cas où il y aurait écoulement ou vive douleur, nous nous croyons cependant obligés de faire ; c'est que si, à l'inspection du pus qui en proviendrait, ou par d'autres symptômes, on connaissait qu'indépendamment du rétrécissement du canal, le malade est encore affecté d'un virus syphilitique ou dartreux, plus ou moins ancien, ou plus ou moins violent, il faudrait alors joindre à l'usage des bougies, celui non moins essentiel de notre *Rob anti-syphilitique*, ou de tout autre anti-vénérien d'une efficacité reconnue; car il est aisé de concevoir qu'on s'exposerait à manquer la seconde cure, ou, ce qui est la même chose, à laisser subsister la seconde maladie, si, à l'emploi des bougies qu'on a déjà vu n'avoir aucun effet médicamenteux, on ne joignait pas, dans la supposition toujours faite de l'existence d'un virus, celui du remède doué de propriétés qui en fussent radicalement destructives.

Terminons par une remarque qu'il est essentiel de présenter ici.

Autant il importe d'adjoindre à l'usage des bougies, celui d'un antidote approprié à la seconde maladie, quand réellement elle existe; autant il y aurait, dans un grand nombre de cas, d'inconvénient à lui supposer une existence qu'elle n'a point; et à conclure avec des hommes, d'ailleurs très-instruits, que de ce que la maladie du rétrécissement du canal, est ordinaire chez ceux qui ont eu plusieurs gonorrhées, elle soit ou doive être, par cela même, un symptôme nécessaire, indispensable de la syphilis : car il est certain que, de tous ceux qui ont des rétentions d'urine produites par le rétrécissement du canal de l'urèthre, il n'y en a qu'un petit nombre qui se trouve encore atteint de ce virus; ensorte que la maladie de tous les autres n'étant que locale, ils n'ont besoin que des effets dilatans des bougies, dont, dans cette seconde hypothèse (et nous ne pouvons trop répéter que c'est la plus commune), l'usage seul suffira.

Quant à ce qui concerne la cessation absolue de l'usage des bougies, voici quelle est la marche à suivre pour y parvenir progressivement.

Lorsque, par l'usage des bougies, l'on a atteint le but proposé, c'est-à-dire lorsqu'elles ont dilaté le canal de manière à permettre au malade d'uriner aussi facilement que s'il n'eût jamais été affecté d'une rétention d'urine (ce qui a ordinairement lieu dans un temps assez court), il faut se préparer de loin à en cesser l'usage ; et cette préparation consiste dans une diminution graduelle de la fréquence de cet usage même.

Ainsi, pendant les huit jours qui suivront le rétablissement parfait du cours des urines, l'on se contentera de mettre une bougie de deux jours l'un.

Pendant les huit autres jours, l'on ne mettra qu'une seule bougie, de trois jours l'un.

La portion de temps qui devra alors être choisie pour point de départ, sera, non plus huit jours, mais dix jours ; et, pendant ces dix premiers jours, une seule bougie, tous les quatre jours, sera suffisante.

Pendant les dix jours qui succéderont à ceux-ci, l'on éloignera encore l'usage des bougies d'un jour ; ainsi, au lieu d'en mettre une le quatrième jour, on ne la mettra que le cinquième.

L'on continuera, pendant chaque dixaine qui suivra, à éloigner d'un jour l'usage des bougies, jusqu'à ce que l'on soit parvenu à n'en mettre qu'une tous les dix jours.

Quand on sera arrivé à ce dernier degré d'éloignement de l'usage des bougies, la cure sera et devra être estimée radicale ; la raison en est que l'on pourrait citer un assez grand nombre de personnes qui, guéries depuis quinze et vingt ans, par le moyen des nouvelles bougies, n'en ont, depuis ce temps, fait aucune espèce d'usage ; ce qui n'empêche pas qu'elles ne continuent d'uriner avec une facilité aussi grande que si elles n'avaient jamais éprouvé d'obstacles en ce genre. Mais quelque consolans que soient ces exemples qu'on pourrait, si on le voulait, citer avec plus de détail, et quelle que soit la sécurité qu'ils sont propres à faire naître, la prudence n'en exige pas moins, qu'à partir de l'instant où l'on ne mettra plus qu'une seule bougie tous les dix jours, l'on continue cet usage décadaire pendant toute l'année encore qui qui suivra la guérison parfaite. Et qu'enfin, cette année écoulée, l'on continue d'en mettre une tous les quinze jours, pendant toute la vie (1).

____

(1) L'expérience nous a plusieurs fois prouvé la nécessité de cette dernière mesure. Entre les exemples que nous pourrions citer, nous nous bornerons à celui-ci. Dans la deuxième édition de notre *Dissertation sur les Bougies œdaliques*, que nous avons publiée il y a dix-huit ans, nous y rapportons, page 50, une observation relative à M. de C.... qui, depuis trente ans, était attaqué d'une rétention d'urine habituelle, contre laquelle avaient échoué tous les secours de l'art, administrés par les

Si, en effet, l'on se rappelle que nous avons démontré , dans les chapitres précédens , que la cause réellement productive *des rétentions d'urine habituelles*, est le gonflement variqueux du bulbe de l'urèthre , l'on sentira que, par sa nature, elle doit toujours tendre à se reproduire ; et, par une conséquence nécessaire, on demeurera convaincu de l'imprudence qu'il y aurait à balancer entre les effets incertains de son retour , et un préservatif aussi facile à mettre en usage qu'il est certain dans ses effets , surtout lorsqu'il est , comme celui-ci, destiné à éviter la renaissance d'accidens, à la vérité invraisemblables , mais enfin possibles. Nous pourrions joindre ici plusieurs exemples de guérison , mais nous nous contenterons de citer seulement deux observations importantes.

---

hommes les plus instruits de la capitale ; nous avons guéri ce malade par l'usage des nouvelles Bougies : mais, malgré nos conseils , et par suite de cette négligence ordinaire à ceux qui se portent bien , il resta trois ans et demi sans en faire usage, et la rétention d'urine reparut. Il fut forcé de se remettre à l'usage des bougies ; et, après en avoir employé trois douzaines, il fut guéri une seconde fois.

PREMIÈRE OBSERVATION.

Le 28 décembre 1800, M. Grenier, restaurateur, affecté d'une rétention d'urine, qui avait pour cause le rétrécissement progressif du canal de l'urèthre, vint nous consulter. L'origine de cette maladie remontait à huit années, et tous les remèdes employés depuis long-temps par le malade, en avaient si peu arrêté les effets graduels, qu'à l'instant où il vint nous voir, il n'urinait plus que goutte à goutte. Il est nécessaire de faire deux remarques : la première, c'est que plusieurs gonorrhées mal traitées avaient précédé la maladie de rétention ; la seconde, c'est que, lorsque celle-ci commença à se manifester, le malade avait conservé un écoulement qui, déjà très-ancien, a continué pendant toute la durée de la maladie et du traitement qu'a exigé l'embarras du canal.

Cet écoulement, assez abondant et de nature purulente, tachait en jaune le linge destiné à le recevoir. Le malade éprouvait en outre , depuis six mois, dans les cuisses et les jambes , des douleurs ostéocopes qui , à la fin , le faisaient horriblement souffrir. Ces douleurs avaient pour caractère particulier d'augmenter la nuit, et surtout lorsqu'il était couché , et de diminuer le matin aussitôt que le jour commençait à paraître (ce qui, comme on sait, est le signe distinctif des douleurs de membres produites par le virus syphilitique). Voilà en abrégé l'état où il était à l'instant où il se présenta à nous.

Après le très-mûr examen que nous crûmes devoir faire de sa maladie , nous reconnûmes qu'à la rétention d'urine se joignait un virus syphilitique qui , cause lui-même primitivement productive de l'embarras du canal, avait dû en accroître les effets et en accélérer même de beaucoup le développement.

Nous opposâmes de suite au virus , et sans autre préparation préliminaire , l'usage du rob dont nous avons déjà parlé plus haut , et, à la rétention , celui des bougies œdaliques.

Les huit premiers jours furent employés à faire pénétrer successivement les bougies , du milieu du canal où elles s'arrêtèrent d'a-

bord jusqu'au col de la vessie où elles péné-
trèrent ensuite. Ce dernier effet ne fut pourtant complètement produit que le huitième
jour. Dès ce moment, le jet de l'urine éprouva
une augmentation sensible, et il résulta de
l'usage du rob la diminution de la douleur
des membres ; cette diminution des douleurs était elle-même proportionnée à l'augmentation de volume et de vîtesse du jet de
l'urine.

La progression de ces deux derniers effets,
l'un en accroissement, l'autre en diminution,
se soutenant toujours, le malade n'eut besoin
d'user que de deux douzaines et demie de
bougies, pour uriner à plein canal un mois
après, et de trois bouteilles de rob, dont
deux du n° 2 et une du n° 3, pour voir
totalement disparaître ces douleurs de membres dont il avait été d'abord si vivement et
si grièvement atteint.

Mais à côté des résultats aussi consolans,
s'en présentait un autre qui ne l'était pas à
beaucoup près autant. L'écoulement, pendant les grands et salutaires changemens qui
viennent d'être remarqués, non-seulement
avait augmenté, mais il était de plus devenu

douloureux , soit que la cause en fût produite par la présence des bougies dans le
canal de l'urèthre , soit aussi (car cela est
très-possible) que la nature voulût effectuer
par cette voie l'expulsion même du virus syphilitique, dont la présence n'était pas dou-
teuse.

Nous continuâmes , pendant encore six
semaines sans interruption, l'usage du rob
et des bougies œdaliques; auxquelles nous
ajoutâmes sur la fin l'usage des injections
toniques; et, après ce court espace de temps,
non-seulement la rétention d'urine, mais les
douleurs de membres et l'écoulement même
disparurent d'une manière absolue et sans
retour. Le malade fut donc radicalement
guéri. Cependant, après l'avoir laissé reposer
dix jours , l'avoir bien purgé et lui avoir fait
cesser l'usage du rob , pour éviter toute espèce d'inquiétude sur le retour encore possible du rétrécissement du canal de l'urèthre , nous lui prescrivîmes de continuer
l'usage des bougies, en lui en faisant mettre
une d'abord de deux jours un , puis un autre
de trois jours un , et en éloignant toujours
(comme on a pu le voir dans la méthode)

progressivement l'usage , jusqu'à ce qu'enfin il fût parvenu à n'en plus user qu'une seule en dix jours. C'est aussi alors qu'il renonça à tout emploi ultérieur des bougies. Il a été plus de six ans sans avoir eu recours ni au rob, ni aux bougies, parce que sa santé était bien rétablie.

Huit bouteilles de rob, dont deux du n° 2 ; trois du n° 3; trois encore du n° 4; et en outre huit douzaines de bougies graduellement plus grosses. Voilà ce qu'il a été nécessaire d'administrer au malade, pour parvenir à cette guérison que les personnages les plus célèbres de la chirurgie auraient (et nous avons déjà assez eu occasion de le dire) unanimement prononcé n'être pas possible. L'on doit ajouter que, pendant ce temps, il n'a pris nulle autre chose, pas même un verre de tisane ; et qu'enfin , outre l'avantage de détruire en lui tout principe d'incommodité pour l'avenir, le très-petit nombre de remèdes qui lui ont été administrés, ont eu encore celui assez rare, de ne lui en causer d'aucune espèce , soit pendant, soit depuis l'usage qu'il a fait et du rob et des bougies.

les mesures auxquelles je recourus, se rédui-
sirent à l'observation d'un assez grand régime,
ce qui, toutefois, n'empêcha pas le rétrécissement du canal d'augmenter.

» A cette époque, voulant me marier, je
consultai encore, et on décida que je subirais
un nouveau traitement anti-vénérien auquel
serait joint l'usage des bougies. Je me soumis
à cette nouvelle épreuve, qui fut aussi complètement infructueuse que toutes les autres.
Le mal faisant des progrès, l'on insista sur
l'usage continué des bougies : ensorte que,
tant avant mon mariage, que depuis douze
ans que je l'ai contracté, j'en ai usé plus de
deux mille, sans jamais pouvoir arriver à un
résultat qui eût quelque chose de plus réellement satisfaisant que tout ce qui avait précédé.

» A cette fatigante énumération que je
viens de parcourir, il faut encore ajouter
deux nouveaux traitemens anti-vénériens,
sans qu'aucune nouvelle maladie en motivât
l'emploi, et sans que d'ailleurs je me fusse
exposé à en avoir gagné d'autre ; ces deux
nouveaux traitemens n'ont été suivis d'aucune espèce d'efficacité contre la maladie,

que réellement il s'agissait de détruire. Si ,
au reste, quelque chose pouvait en prouver
l'inutilité, c'est la parfaite santé dont mon
épouse et mes enfans jouissent. Ils se portent
bien, tandis que je souffre , moi, depuis
douze ans , jusqu'à être réduit à employer
une demie heure pour rendre une quantité
d'urine à peine équivalente à celle que con-
tiendrait la moitié d'un verre ordinaire :
encore je m'estime fort heureux lorsque je
puis y parvenir ; car, le plus souvent, pour
réaliser un effet, même aussi incomplet
que celui-là , il me faut user de la sonde.
J'ajouterai que, dans la vue d'éviter l'inconvénient, si grand pour moi, de multiplier le
besoin d'uriner, j'ai, dans tous les temps,
l'attention de ne boire que le moins possible.
Telle est, sur ce point, en particulier, ma
sobriété, qu'en société, et dans les repas où
je me trouve, je me vois, comme Tantale,
entouré des meilleurs vins, mais forcé,
comme lui aussi, de m'en interdire l'usage.

« Une observation que je crois devoir
présenter en finissant, et qui rendra ce que
je viens de dire plus étonnant encore, c'est
que, dans tout ceci, je n'ai suivi que les avis

des hommes que, dans l'art de guérir, la renommée désigne le plus ; j'ai exécuté, avec une exactitude portée jusqu'au scrupule, leurs ordonnances. A chaque rechute, ils joignaient aux traitemens ci-dessus indiqués force saignées, force bains, force tisanes diurétiques ; et, par-dessus tout cela encore, des bougies de je ne sais combien d'espèces ; ce qui m'affaiblissait au point de me contraindre de garder la chambre, et quelquefois même le lit, pendant des six semaines de suite, et quelquefois même deux mois. Trop heureux encore quand de si grands sacrifices se trouvaient, à la fin, compensés par la possibilité, toujours si précieuse pour moi, d'uriner un peu moins difficilement.

» On dirait cependant, surtout depuis deux mois, que la médecine m'a abandonné à mon malheureux sort ; car, chaque fois que j'envoie chercher ceux d'entr'eux qui sont dans l'habitude de me traiter, l'on répond aux personnes qui s'y présentent de ma part, que ces messieurs n'y sont pas, et qu'on ignore quand l'on pourra me les envoyer ; et enfin, l'un d'eux est venu me dire qu'il fallait attendre la belle saison. »

Tels furent les détails dans lesquels le malade entra pour nous faire connaître sa maladie, les moyens qu'on avait employés pour la combattre : il alla jusqu'à nommer les personnes d'une grande réputation qu'il avait consultées, et dont tous les efforts avaient été infructueux.

Il est facile de voir que l'état du malade était très-alarmant, que la maladie n'était pas seulement grave, mais, si l'on en juge par tant d'essais inutiles, elle était, en quelque sorte, désespérée : plus ces détails nous ont paru importans, et plus nous nous sommes cru obligés de n'y rien changer, et de les présenter en style direct.

Après avoir adressé plusieurs autres questions au malade, et en avoir obtenu beaucoup d'autres éclaircissemens, nous lui avons fait part de la détermination que nous avions prise et du jugement que nous avions porté sur sa situation.

« Depuis long-temps, lui dîmes-nous, le virus syphilitique est radicalement détruit chez vous. La santé parfaite dont, à votre rétention d'urine près, vous avez constamment joui; celle de madame votre épouse et de vos enfans, en sont d'assez sûrs garans. Il nous paraît donc certain que vous avez passé quatre fois de trop aux grands remèdes; et, quoique vous desiriez subir encore un traitement, nous nous y opposons d'autant plus, que nous vous garantissons de vous guérir sans avoir besoin d'avoir recours à des moyens qu'on doit toujours regarder comme dangereux, toutes les fois qu'ils sont inutiles, comme dans la situation où vous vous trouvez.

Du reste, nous ne sommes pas surpris que les hommes que vous citez, malgré toute l'étendue et de zèle et de lumières qu'on peut et qu'on doit affirmer qu'ils ont, n'aient pu parvenir à vous guérir. La cause du rétrécissement du canal de l'urèthre, lequel, pour le dire en passant, est presque toujours produit par le gonflement variqueux du bulbe de cet organe, est restée jusqu'à ce jour inconnue, et on ne s'est pas douté du moyen propre à le faire disparaître. Nous avons été assez heureux pour découvrir ce moyen. Il ne s'agit pas, pour nous, sans doute, en ce moment, de vous le prouver par des démonstrations raisonnées, mais par quelque chose qui ait, pour tous les deux, plus de

convenance réelle, des effets. Nous avons
remarqué chez vous quelque répugnance à
vous soumettre encore à l'usage des bougies.
En consentant pourtant à user des bougies
œdaliques de notre composition, et qui sont
(ainsi que nous en avons la certitude, fondée
sur une longue expérience) le seul spécifi-
que capable de triompher du rétrécissement
auquel il s'agit ici de remédier ; nous croyons
pouvoir vous assurer que huit jours après
que vous en aurez commencé l'emploi, vous
serez sensiblement soulagé ; et que ce qui
suivra les cinq à six autres semaines, sera ce
résultat même auquel vous aspirez depuis si
long-temps, sans avoir pu encore y atteindre,
une guérison, en un mot, absolue et radicale. »

Telles furent, dans le moment, les promesses et les engagemens que nous nous
crûmes autorisés, par notre expérience, à
prendre envers ce malade.

Quelques flatteuses qu'elles fussent, l'é-
vènement prouva bientôt qu'elles étaient fon-
dées sur autre chose que sur le desir, si
commun aujourd'hui, d'environner certains
malades d'illusions toujours courtes, quoique

consolantes, lorsqu'on juge leur état un peu
trop embarrassant. Celui qui nous consultait,
rassuré par les promesses que nous lui fîmes,
que l'usage des bougies œdaliques n'exposait
à aucune espèce de danger , ni à aucun inconvénient ; que leur effet étant purement
mécanique , le résultat en était infaillible , et
enfin, poussé par l'envie de guérir, malgré
sa répugnance pour toute espèce de bougies,
il se décida à se soumettre à l'usage de celles-
ci. Le premier jour, il parvint à introduire
la bougie dans le canal jusqu'au tiers de sa
longueur; le deuxième jour, jusqu'à la moitié; le troisième jour, jusqu'aux trois quarts,
et le quatrième jour, il en introduisit une,
à la vérité très-fine, jusqu'au col de la vessie.
Après trois heures de séjour dans le canal, il
l'en retira , sans éprouver de douleur, et
ayant aussitôt après uriné , mais en assez
petite quantité , le jet de l'urine se trouva
gros comme un fil.

Le cinquième jour, il introduisit une bougie
qu'il garda aussi long-temps que la première.
Après qu'il l'eut extraite , il urina encore en
plus grande quantité que la veille, et le jet
de l'urine avait aussi doublé de volume.

8*

Le sixième jour, il en introduisit une un peu plus grosse que la précédente, laquelle il garda pendant quatre heures. L'extraction de celle-ci fut suivie d'une abondante évacuation, et le jet de l'urine, comparé au dernier, était encore sensiblement augmenté,

Ce fut alors que le malade, convaincu du résultat de l'usage des bougies œdaliques, nous dit qu'enfin il espérait que nous le guéririons, parce que nous avions obtenu, en six jours, un résultat incomparablement plus avantageux pour lui, que celui auquel d'ordinaire, on ne le faisait parvenir qu'en deux mois, et en employant encore tous les moyens dont il a déjà été parlé, tels que des saignées, des bains, des diurétiques, et toutes ces bougies, qui ne sont diverses qu'à quelques égards, puisqu'elles se ressemblent dans un point fondamental qui est et fut toujours, dans leurs rapports avec les maladies du rétrécissement du canal, l'inefficacité et l'impuissance. Il ajoutait que cette grande amélioration, dont il ressentait déjà les heureux effets, nous les lui avions fait obtenir, en outre, comparativement aux autres, par bien moins de douleurs, et surtout de privations.

Pour lui prouver encore mieux jusqu'à quel
point nous étions certains de le guérir, nous
lui permîmes alors de boire à sa soif , de
manger à sa faim , enfin de vaquer à ses affaires , comme s'il eût été en pleine santé ,
en opposant pourtant à la généralité de cette
dernière faculté , une condition restrictive ,
qui était seulement celle de continuer l'usage
des bougies.

Après un mois de traitement assidu , nous
nous bornâmes à ne lui rendre que deux
visites par semaine. Il n'eut besoin que de
continuer l'usage de nos bougies , d'en augmenter progressivement la grosseur ; il parvint à dilater le canal de l'urèthre de manière
à uriner avec autant de promptitude et d'a-
bondance que si jamais il n'avait été malade.
Nous ne croyons pas qu'il soit nécessaire de
dire combien , chaque fois que nous allions
le voir , il nous protestait que sa réconnais-
sance serait éternelle. Son épouse , ses enfans ,
tous ses amis , n'étaient pas seulement très-
contens des progrès de sa guérison , mais ils
étaient tous frappés d'étonnement. Quant à
lui , en rapprochant de son ancien état celui
qu'il devait à un moyen curatif , déjà connu

alors, mais moins qu'il ne mérite de l'être,
il était bien éloigné de trouver quelque chose
d'exagéré dans ce que nous lui avions promis,
pour l'engager à se mettre entre nos mains ;
il reconnut que nous lui avions tenu plus
que nous ne lui avions promis. » Je vous ai
tant d'obligation, s'écriait-il, que si je l'osais,
je monterais sur les toîts, oui, sur les toîts,
pour apprendre à tout le monde, et en particulier à ceux que leur position intéresse à
le savoir, tout ce que je vous dois. »

Cependant nous avons cru devoir encore
lui faire continuer l'usage des bougies pendant six semaines. Sur les derniers temps de
son traitement, nous en avons ralenti l'usage.
Il en mit d'abord une tous les deux jours,
puis une autre tous les trois jours, et augmentant ensuite graduellement tant le volume
de chacune d'elles, que le nombre de jours à
l'expiration desquels il devait successivement
en user. Enfin, après trois mois de traitement, la guérison a été, sans accidens ulté-
rieurs, absolue et radicale.

Au moment où nous publions la troisième
édition de la *Dissertion sur les bougies œdaliques*, le malade qui fait le sujet de cette

observation jouit de la plus parfaite santé ,
quoiqu'il y ait déjà plus de vingt-deux ans
que nous l'avons traité. Seulement, il met
une bougie tous les quinze jours ; mais , depuis ce temps, il est affranchi de l'usage de
toute espèce de remèdes , de régime , et il
n'a fait usage, pendant le cours de sa guérison, d'aucune autre espèce de remède , soit
intérieur , soit extérieur.

Ces deux observations sont sans doute
suffisantes pour prouver l'efficacité des bougies œdaliques, contre les rétentions d'urine
produites par le rétrécissement du canal de
l'urèthre , et pour indiquer la marche à
suivre dans le cas où cette maladie se trouve
compliquée du virus vénérien , et les cas ,
en bien plus grand nombre , où elle en est
exempte.

Mais il est des personnes que l'annonce
d'une découverte pourrait effrayer, soit parce
qu'on a abusé de ce mot bien des fois, ou
soit enfin , parce qu'en médecine l'on sépare
difficilement une découverte de l'idée d'un
secret. Nous croyons donc nécessaire , pour
les rassurer , de les prévenir, que la composition des bougies œdaliques était inconnue

avant nous, puisque quelques recherches que nous ayons faites dans tous les ouvrages anciens ou modernes, français ou étrangers, nous n'en avons pu découvrir aucune trace, ni même celle d'aucune autre espèce de bougie qui puisse leur être comparée; que ce qui entre dans leur composition ne peut pas être un secret, puisque, sans avoir besoin de recourir à des analyses, même mécaniques, l'on peut, en les voyant, savoir parfaitement avec quoi elles sont faites, et se convaincre qu'elles ne sont point médicamenteuses, et qu'elles ne peuvent exposer à aucun danger ceux qui sont dans la nécessité d'en faire usage.

Cependant il serait possible que, malgré tout ce que nous avons dit des propriétés de ces nouvelles bougies, quelques personnes craignent encore que, trompés par nos desirs, nous ayons exagéré les éloges que nous avons cru devoir en faire : il est, nous le répétons, un moyen aussi sûr que facile de les convaincre, c'est d'en faire usage; alors, nous n'en doutons pas d'après notre propre expérience, le jugement qu'elles en porteront, après en avoir employé une douzaine seulement, sera que nous n'avons rien avancé sur ces bougies, qui ne soit de la plus exacte vérité.

Enfin, nous croyons ne pouvoir trop engager les *Docteurs en chirurgie*, et les *Officiers de santé*, qui se sont voués au traitement des maladies des voies urinaires, à les employer pour guérir ceux de leurs malades qui ont des rétentions d'urine anciennes, et dont la cause a son siége dans le canal de l'urèthre; nous invitons aussi les hommes qui, par leurs savans écrits sur l'art de guérir, indiquent à ceux qui l'exercent, les découvertes importantes, à faire connaître les bougies œdaliques, comme vient de le faire le docteur Pipelet, dans son *Manuel des Personnes attaquées de Hernies*, pages 36 et 37.

Nota. Les bougies œdaliques, et la méthode suivant laquelle il faut les employer, ne se trouvent qu'à Paris, chez M LIOULT, docteur en chirurgie, rue de l'Échelle, n°. 13. Le prix de la douzaine de bougies et de l'instruction, est de 9 francs, prises chez l'auteur; et 1 franc de plus pour les départemens, y compris la boîte.

Les docteurs et les officiers de santé qui desireront en avoir toujours chez eux, jouiront d'une remise convenable et proportionnée à la quantité qu'ils en prendront.

Comme nous avons eu occasion de parler dans ce Traité de notre Rob anti-syphilitique, nous joignons ici la manière d'en faire usage.

MÉTHODE

Suivant laquelle s'administre le Rob Anti-Syphilitique.

—

CE Rob est le résultat des lumières que dix années d'exercice et d'observations *dans les Hôpitaux Vénériens*, et au bord du lit même des malades, ont acquises à son Auteur : ainsi ce n'est point sur des spéculations mobiles, incertaines de l'esprit, mais sur la marche même de la nature, qu'a été calculée sa composition, et c'est sur trente ans d'expériences qu'est fondée la garantie de ses effets.

Le Rob anti-syphilitique, comme préparation plus ou moins mercurielle, n'est propre à guérir que les maladies vénériennes, les humeurs-froides ou écrouelles, les *dartres de toutes espèces*, les fleurs-blanches âcres et les laits répandus.

L'Auteur en compose quatre modifications principales, sauf à multiplier encore ces quatre modifications, suivant l'état et l'espèce de maladie , et suivant l'âge , le sexe et le tempérament du malade. C'est ce qui le distingue des remèdes généraux , vulgairement appelés *selle à tous chevaux.*

Quelque soit la modification du Rob que l'on aura adoptée , pour traiter la maladie , la manière d'en faire usage est toujours la même.

La Dose du Rob sera dans tous les cas de *deux cuillerées à bouche ,* mise dans un verre de grandeur ordinaire , que l'on remplit ensuite avec de l'eau froide en été , et dégourdie en hiver.

Le premier jour , le malade prendra une dose de Rob le matin , une heure avant de déjeûner.

Le second jour, il prendra , le matin , la dose de la veille, et toujours une heure avant de déjeûner ; le soir de ce même jour il prendra une seconde dose une heure avant , ou au moins trois heures après le souper , si le malade soupe, ou il la prendra en se couchant , s'il n'est pas dans l'habitude de souper.

Le troisième jour , le malade prendra une dose en se levant ; il en prendra une seconde dose une heure après ; mais il ne pourra toujours déjeûner qu'une heure après avoir pris cette seconde dose : le soir il en prendra une troisième dose, comme celle de la veille.

Pendant tout le temps que pourra durer le traitement, le malade prendra tous les jours *six cuillerées à bouche, de Rob, en trois doses,* aux heures et de la manière indiquées pour le troisième jour.

Il est essentiel d'observer que chaque fois que l'on voudra prendre du Rob, il faudra que l'on secoue un peu la bouteille, afin que tout ce qui entre dans sa composition soit bien mêlé ; c'est pourquoi, en commençant chaque bouteille, l'on en versera un peu dans un verre, afin de pouvoir bien mêler le reste; la première dose prise, l'on n'aura plus besoin d'en ôter; mais l'on continuera de la secouer chaque fois qu'on en prendra, jusqu'à ce que la bouteille soit vide.

Comme le Rob a la propriété de fortifier l'estomac et d'augmenter la vitesse de la circulation du sang, les femmes dont les règles coulent abondamment feront bien pendant qu'elles les ont le plus fort, de se borner à n'en prendre qu'une dose par jour, et le matin à jeûn.

Lorsque la maladie est récente et sans complication , et qu'en outre le malade observe bien le régime et ne se livre à aucun excès , cinq à six bouteilles de Rob suffisent pour opérer une guérison radicale ; mais si la maladie est ancienne , grave et compliquée, qu'elle ait déjà été traitée infructueusement, ou qu'elle ait fait de grands ravages, il est possible qu'il devienne nécessaire d'en administrer depuis six jusqu'à douze bouteilles. Toutes les fois qu'il en faudra plus de six bouteilles , le malade, après les avoir prises de suite , se reposera dix jours , pendant lesquels on le purgera une ou deux fois, suivant le cas ; après quoi il se remettra à l'usage du Rob, en en prenant *trois doses* par jour, et il continuera ainsi jusqu'à sa parfaite guérison. Pendant le cours du traitement, l'on purgera le malade autant de fois que son tempérament l'exigera ; mais s'il n'est affecté que d'une gonorrhée récente ou de fleurs blanches, une seule médecine ordinaire après la guérison complète sera suffisante. Le régime à suivre pendant le temps du traitement n'est que négatif, puisqu'il se réduit à des privations et encore si peu sévères, que même bien des personnes se les imposent par des motifs de raison et de tempérance.

Par exemple, le malade s'abstiendra de l'usage des liqueurs et du café; mais il lui est permis de prendre un verre de vin pur à son dîné, et il le coupera avec moitié eau le reste du jour. L'usage de la bière, du lait, du cidre, des bavaroises, de la limonade, de l'orgeat, et en général de toutes les boissons qui n'échauffent pas, lui est aussi permis. Il en est de même des alimens, si l'on en excepte les viandes salées, la salade et toutes espèces de crudités qu'il doit absolument s'interdire. Il peut manger selon son appétit de toute espèce de viandes fraîches et non fumées, accommodées suivant son goût; il peut également manger de toute espèce de poissons et de légumes, accommodés à toutes les sauces. Quoique l'usage des fruits crus soit interdit au malade, il peut en manger de cuits. Il peut faire autant de repas et aux heures qu'il a l'habitude de les faire, mais avec cette condition expresse qu'il ne fera usage de toutes ces choses qu'avec la plus grande sobriété.

Il prendra de l'exercice, et vaquera à ses

affaires comme s'il était en pleine santé ; il aura soin de se tenir dans un degré de chaleur modéré. La propriété de ce Rob étant d'exciter la transpiration et la sécrétion des urines, le malade fera bien de prendre un bain de propreté tous les huit ou dix jours; mais si les circonstances ne lui permettaient pas de prendre des bains, sa guérison n'en serait pas moins radicale.

Un principe qui, en matière de *maladie syphilitique*, nous paraît incontestable, c'est que, pour guérir le malade, il faut, non pas l'*affaiblir*, mais le *fortifier;* c'est pourquoi nous pensons que la cloistration nuit à la guérison ; que les boissons excessives, soit de *tisanes sudorifiques*, soit de bouillons ou autres, lui occasionnent ces tiraillemens d'estomac dont les effets sont d'ordinaire plus réellement douloureux que la maladie même à laquelle on les oppose.

Le Rob, au lieu de diminuer les forces vitales, les augmente ; le malade acquiert de l'appétit et de l'embonpoint. Outre l'avantage si grand de ne pas *affaiblir* ni *maladifier*, le Rob est agréable au goût ; il peut, sans altérations dans ses propriétés, supporter les voyages même les plus longs , et se conserver pendant des années. (On en a analysé qui , transporté à Batavia , et rapporté à Paris , avait deux ans et demi de composition. L'analyse a prouvé qu'il était toujours le même , et , de cinq bouteilles rapportées , l'on en a administré quatre qui ont produit les meilleurs effets.) Mais l'une de ses propriétés les plus essentielles , est , outre son efficacité , de n'exiger , pendant la durée du traitement , aucune autre boisson. De l'exercice , une bonne nourriture , une renonciation formelle à toute espèce d'excès ; tel est le genre de conduite auquel seul est astreint celui qui en fait usage.

Dans les maladies dont on présume que le traitement devra être très-long , il est nécessaire de varier la modification du Rob administré , en commençant par la plus faible , tel que le n°. 1 , afin d'éviter que le corps habitué à une modification, le remède ne produisît plus l'effet desiré.

Il est encore essentiel de seconder l'effet du Rob par les remèdes extérieurs, lorsque la maladie l'exige ; c'est pourquoi M. LIOULT prie les personnes qui ont besoin d'en faire usage, de venir le voir tous les cinq ou six jours, si elles sont à Paris, ou de lui écrire souvent, si elles sont dans les Départemens. Dans ce dernier cas, il les prie de lui peindre, avec le plus de fidélité et d'exactitude possibles, la gradation de leur état; elles peuvent compter sur la plus grande discrétion; ses réponses seront promptes et gratuites; mais il est indispensable d'*affranchir* les lettres, car autrement elles resteraient au rebut.

M. Lioult, pour empêcher la contrefaçon du Rob, prévient que chaque bouteille porte une étiquette *signée de sa main*, et le numéro de la modification, et qu'enfin chaque bouteille est scellée et fermée par son cachet, et que la couleur de la cire varie suivant la modification.

Le prix de la bouteille de Rob est de vingt-quatre francs, prise chez l'Auteur, et de vingt-cinq francs y compris l'emballage seulement, pour les Départemens. Les médecins et les personnes peu fortunées continueront de jouir d'une remise qui les mettra à même de profiter des bienfaits de l'usage du Rob.

Les personnes qui, sans s'être primitivement adressées à M. Lioult, ou qui, sans vouloir être connues, désireraient cependant savoir de lui ce qu'elles doivent penser, ou de leur santé, ou de l'efficacité des remèdes qu'on leur administre, peuvent, avec confiance, lui manifester leurs inquiétudes; et en joignant douze francs au mémoire énonciatif de leur état, elles recevront par le courrier suivant, la réponse motivée et circonstanciée qu'il conviendra d'y faire.

Enfin, pour ceux qui préféreraient, à l'embarras de se faire traiter chez eux, l'avantage très-réel de l'être sous les yeux de l'auteur même du remède, M. LIOULT les prévient qu'il a depuis long-temps établi une Maison de Santé, où se trouvent réunis, au secours de l'art, tous les soins qui en sont comme autant d'accessoires; et enfin tout ce qui peut accélérer le recouvrement de la santé. Les femmes enceintes y sont aussi admises pour y faire leurs couches. Les appartemens sont disposés de manière à faciliter le service, et de donner aux malades la faculté de garder l'*incognito*.

TROISIÈME ET DERNIÈRE

OBSERVATION,

Où l'on voit réunis les bons effets des Bougies œdaliques et du Rob anti-syphilitique.

PARMI le grand nombre de cures opérées au moyen des bougies œdaliques, et du Rob anti-syphilitique, depuis la publication des deux premières éditions de cet ouvrage, nous ne pouvons résister au desir d'ajouter une troisième observation aux deux autres.

M. B***, ancien officier dans l'ex-garde impériale, nous écrivit au mois d'avril 1815, pour nous prier de lui préparer un lit et tout ce qui pouvait lui être nécessaire, parce qu'il était décidé à quitter sa campagne où il ne recevait que des secours insuffisans pour une maladie affreuse dont il était affecté depuis très-long-temps; qu'il était résolu à s'établir chez nous, jusqu'à ce qu'il fût mort ou guéri. L'occupation de Paris par les alliés, lui fit différer son voyage jusqu'au mois de juillet suivant; et ce ne fut qu'avec beaucoup de peines et de précautions qu'il parvint à l'effectuer ; et le 24, il arriva dans notre maison.

Notre premier soin fut de nous assurer de l'état dans lequel il se trouvait au moment de son arrivée. Après l'avoir visité et nous être fait rendre un compte détaillé de tout ce qui avait précédé et amené la maladie à l'état déplorable où elle était, nous reconnûmes que ce malade était atteint d'une gonorrhée syphilitique depuis quatre ans, qu'il lui avait été impossible de traiter convenablement, à cause de son activité continuelle dans le service de la cavalerie ; que cette gonorrhée était compliquée d'un rétrécissement du canal de l'urèthre, qui avait été beaucoup aggravé par les fatigues de la campagne de Russie.

De retour dans ses foyers, le rétrécissement du canal avait tellement augmenté, que, pour rendre une très-petite quantité d'urine, il était forcé de faire les plus grands efforts. Par suite de l'augmentation progressive de la maladie, et malgré l'emploi des sondes et des bougies, soit en argent, soit en gomme élastique, ou emplastiques, il avait été impossible de rétablir le cours des urines. Le bulbe de l'urèthre s'était enflammé et abcédé ; l'urine

s'était épanchée dans le tissu cellulaire qui
avoisine cette partie, d'où elle s'était répandue
très-rapidement dans l'épaisseur des parois
du scrotum et dans toutes les parties envi-
ronnantes ; qu'il en était résulté d'abord un
dépôt considérable, ou abcès urineux du périnée ; et, par suite, une fistule urinaire, qui
fut suivie de nouveaux dépôts et de nouvelles
fistules de la même nature. Tel était son état,
lorsqu'il arriva chez nous ; il était atteint de
cinq fistules urinaires qui partaient toutes
d'une même ouverture, faite au bulbe de
l'urèthre : elles se rendaient, par différens
trajets, à chacune des cinq ouvertures exté-
rieures qui avaient leur siége : la première,,
et la plus ancienne, au-dessous du périnée,
près la marge de l'anus ; deux autres, à la
partie la plus inférieure du scrotum, l'une à
côté de l'autre et très-près du raphée ; une
quatrième, à la partie supérieure et externe
du scrotum, correspondante à la face supérieure et interne de la cuisse gauche ; et enfin,
la cinquième, à la partie moyenne et externe
du scrotum, correspondante à la face supérieure et interne de la cuisse droite. Toutes
ces ouvertures étaient la suite d'autant d'abcès

urineux qui, dans l'espace de six mois, s'é-
taient formés et ouverts dans ces différens
lieux, et qui étaient entretenus par le passage
des urines; car il est bon d'observer que, depuis l'ouverture du dernier dépôt, l'urine
avait entièrement cessé de sortir par le bout
de la verge, et qu'elle sortait en même temps
par toutes les fistules, à mesure qu'elles se
formaient.

Le malade, doué d'une très-forte constitution, mais affaibli par la longueur de la maladie et la violence des douleurs qu'il avait
endurées, était devenu très-maigre et si faible
qu'il était forcé de garder le lit. Il éprouvait
des douleurs très-vives, chaque fois qu'il
urinait ou qu'il allait à la garde-robe : il avait
perdu le sommeil et l'appétit.

Après l'avoir bien examiné, et avoir bien
réfléchi sur sa position, nous reconnûmes
que nous avions deux buts bien difficiles à
atteindre : le premier, de rétablir le cours des
urines dans le canal de l'urèthre, et nous n'a-
vions pour ressource que l'usage des bougies
œdaliques; le deuxième but était de détruire
le virus syphilitique; mais il fallait, non-seulement conserver le peu de forces qui res-

taient au malade , mais les augmenter et lui
rendre le sommeil et l'appétit. Les expériences comparatives, et très-nombreuses , que
nous avions faites à l'Hôpital militaire de
Monbuisson , près Pontoise, (pendant que
nous y étions employé comme chirurgien en
chef), de tous les moyens reconnus comme
propres à guérir les maladies syphilitiques ,
nous déterminèrent à lui administrer le rob
anti - syphilitique de notre composition ,
comme le moyen le plus sûr de parvenir à
notre but. En conséquence nous l'avons mis,
dès le lendemain du jour de son arrivée , à
l'usage des bougies œdaliques , en commençant par les plus fines , et à l'usage du rob , en
commençant par la modification n° 2.

Les quinze premiers jours de l'emploi de ces
moyens n'offrirent, pour résultat, qu'un peu
d'augmentation dans l'appétit , et le retour
d'un peu de sommeil ; pendant les quinze
jours suivans , le mieux se soutint , et aug-
menta même sensiblement : la bougie péné-
trait chaque jour plus avant et avec plus de
facilité.

Le trente-cinquième, jour nous parvînmes
à faire pénétrer la bougie jusqu'à l'ouverture

interne du foyer des fistules; nous présumons même jusque dans la vessie : car le malade éprouva une vive douleur et une forte envie d'uriner. Nous retirâmes la bougie de suite; le malade urina par ses fistules comme à l'ordinaire; son urine était mêlée avec une assez grande quantité de sang; mais ce qui nous causa une bien douce satisfaction, ce fut de voir, qu'au moment où le malade urinait, une petite quantité d'urine, mêlée de sang, sortait par le méat urinaire, après avoir parcouru toute l'étendue du canal de l'urèthre.

Ce résultat nous engagea à employer des bougies successivement plus grosses, ce qui eut bientôt mis le canal en état de recevoir des sondes en gomme élastique, de grosseur moyenne, et de les faire pénétrer jusque dans l'intérieur de la vessie. Pendant le temps que nous avons mis pour parvenir à ce résultat, le canal s'était beaucoup élargi, et la portion d'urine qui coulait par le canal, s'était augmentée de manière à former un petit jet. Le malade avait son appétit et son sommeil ordinaires; ses forces étaient de beaucoup augmentées; il se levait et se promenait seul dans l'appartement, mais la majeure partie des urines continuait à sortir par les fistules, et l'écoulement de la gonorrhée avait lieu, et par les fistules et par le canal. Comme les urines, les douleurs que le malade éprouvait en urinant étaient diminuées de plus de moitié. Pour obtenir l'oblitération, ou fermeture de l'ouverture intérieure et unique des fistules et des fistules elles-mêmes, il fallait empêcher l'urine et l'écoulement de la gonorrhée d'avoir lieu par ces fistules; pour y parvenir, après quatre mois de traitement, nous eûmes recours à l'usage des sondes en gomme élastique, fermées par le bout excédant la verge, avec un petit fausset en bois, que le malade retirait chaque fois qu'il avait besoin d'uriner, ayant la plus grande attention de ne point faire d'effort pour pousser les urines, et de les laisser sortir librement : l'on renouvelait les sondes toutes les vingtquatre heures. En très-peu de temps, nous sommes parvenu à faire passer toute l'urine par l'intérieur de la sonde, et l'écoulement de la gonorrhée, passant entre l'extérieur de la sonde, et la face interne du canal de l'urèthre, sortit bientôt en totalité par le méat urinaire ; les fistules n'étant plus entretenues

par le passage des urines, ne rendaient d'a-
bord qu'un peu de pus, qui cessa de paraître
au bout de quinze jours ; les parois de leur
trajet, et leurs ouvertures, qui étaient dures et
calleuses, se ramolirent et se terminèrent par
une résolution complète; au bout de deux
mois nous estimâmes qu'elles étaient guéries,
et, en conséquence, nous fîmes cesser l'usage
des sondes.

Le malade continua d'uriner librement,
sans aucune espèce de douleur, et l'écoulement, quoique bien diminué, existait encore ; ses forces, son embonpoint, son sommeil et son appétit, tout était, à peu de chose
près, rétabli.

Tel était l'état du malade, après sept mois
de traitement et de séjour dans notre maison,
lorsqu'un jour, sans aucune cause apparente,
il fut pris d'une fièvre très-violente et continue, qui dura dix jours, avec redoublement
toutes les 24 heures. L'écoulement cessa tout-
à-fait le deuxième jour; le neuvième, il se
manifesta une forte éruption à la peau ; le
dixième, l'éruption se soutint; le onzième,
la fièvre cessa; l'éruption devint bouton-
neuse; les boutons s'agglomerèrent par pla-

ques et formèrent des pustules sur un grand
nombre des parties du corps : elles présen-
tèrent bientôt tous les caractères des pustules
syphilitiques; elles exhalaient une odeur pu-
tride très-forte, qui rendait le séjour dans la
chambre très-désagréable, surtout s'il était
très-prolongé.

La nature de la maladie, une fois bien
constatée, nous lui prescrivîmes l'usage de
notre Rob, avec la modification n° 4 , comme
la plus forte. Nous avons fait, chaque jour,
sur les pustules, de très-légères frictions avec
le cérat napolitain ; après deux mois de l'emploi de ces moyens, nous sommes parvenus
à guérir ces nouveaux accidens. Depuis l'in-
vasion de la fièvre jusqu'à la guérison des
pustules, il s'était écoulé deux mois et demi :
le malade était très-affaibli. Cependant l'écoulement n'avait point reparu ; mais le canal
de l'urèthre s'était de nouveau sensiblement
rétréci : nous profitâmes du temps que né-
cessitait sa convalescence, pour reprendre
l'usage des bougies œdaliques ; et enfin, le 9
juillet 1816, il se trouva parfaitement guéri :
il quitta Paris, pour retourner à sa campagne,
où il n'a, depuis ce temps, éprouvé aucune

rechûte ; seulement, il est assujéti à faire usage des bougies, de temps à autre, pour maintenir la dilatation du canal; et, d'après sa correspondance, il n'a jamais joui depuis d'une meilleure santé.

FIN.

TABLE DES MATIÈRES.

FIN DE LA TABLE.

NOTE DES OUVRAGES

DU MÊME AUTEUR.

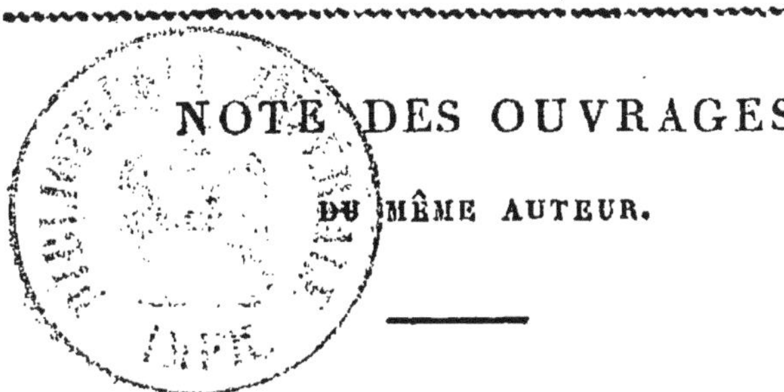

1. *Le Chirurgien par Inclination,* in-8° broché, 1791 : prix 75 centimes ;

2°. *Les Charlatans Dévoilés ,* in-8° broché , an VIII de la république (1800) : prix 1 fr. 50 c. ;

3°. *Des Maladies Vénériennes,* ou Réflexions sur les nombreux abus qui se sont introduits dans leurs traitemens , 2° édition ; un vol. *in-8°* broché , an **X** de la république (1802) : prix 2 fr. 50 c. ;

4°. *Considérations* sur les usages ou propriétés du Périoste dans la formation du *Cal,* un vol. *in-4°,* an XII de la république (1804) : prix 3 fr. ;

5°. *Traité Complet* de la Gonorrhée syphilitique , qui se manifeste chez les deux sexes ; et des maladies de l'Urèthre, qui en sont la suite ; un fort vol. *in-8°* broché (1808) : prix 6 francs.

www.ingramcontent.com/pod-product-compliance
Ingram Content Group UK Ltd.
Pitfield, Milton Keynes, MK11 3LW, UK
UKHW022302070726
13614UKWH00002B/516